診療放射線技師国家試験出題基準に基づく国家試験対策シリーズ **8**

診療放射線技師学生のための
なんで なんで？
どうして？
ー 医 用 工 学 ー

熊谷 孝三 編著
広島国際大学名誉教授

医療科学社

著者略歴

熊谷 孝三 （くまがい こうぞう）

広島国際大学名誉教授（工学博士）

九州大学大学院工学府エネルギー量子工学博士後期課程修了

厚生労働省診療放射線技師国家試験委員、日本高等教育評価機構大学機関別認証評価員

広島国際大学客員教授・大学院総合人間研究科長・保健医療学部長・診療放射線学科長、九州大学医学部非常勤講師、京都医療科学大学医療科学部非常勤講師、三次看護専門学校非常勤講師、（一社）日本ラジオロジー協会理事、（公社）日本放射線技術学会理事、（公社）日本放射線技術学会放射線治療分科会会長、（公社）日本放射線技術学会第 62 回総会学術大会大会長、日本放射線治療専門放射線技師認定機構理事長、全国国立病院療養所放射線技師会理事、（公社）福岡県放射線技師会副会長、放射線治療研究会代表世話人、日本放射線治療品質管理機構理事などを歴任

第 57 回保健文化賞、厚生労働大臣表彰、福岡県知事表彰、福岡市長表彰、（公社）日本放射線技師会会長表彰、（公社）日本放射線技師会中村学術賞、（公社）日本放射線技術学会梅谷賞、（公社）日本放射線技術学会学術賞など受賞多数

はじめに

　本書『診療放射線技師学生のための なんで なんで？ どうして？ 医用工学』は、診療放射線技師国家試験出題基準に基づいた医用工学の国家試験対策書です。

　診療放射線技師になるためには、大学や専門学校で座学教育を受けて臨床実習（臨地実習）にも臨みます。大学等を卒業して診療を行うためには、最優先的に国家試験に合格する必要があります。

　大学等では医用工学は専門基礎分野の科目です。かつて、大学生から「専門基礎分野の科目の知識をどうしたら覚えられますか」と尋ねられたことがあります。このときは、どうすれば学生にわかっていただけるであろうかと考えさせられました。このことを考え、工夫した参考書が本書です。「診療放射線技師国家試験出題基準」に基づいて執筆し、平易な文章・図・表を多用しています。会話形式でわかりやすく書いたつもりです。また、本書で実力がつき、国家試験の合格点を確保できるようになることは間違いありません。

　そこで、皆さんに守って頂きたいルールがあります。本書を少なくとも 3 回読み、解答がなんでこうなるのかということを覚えてください。知識の習得に際して「私は暗記が苦手だ」と思わずに、「なんで」ということを考えて暗記してください。

　人間は人生の中で「もっと勉強をしておけばよかった」と思う時期があります。それは「今」です。この気持ちを大切にし、人生の道を間違えないようにしてください。

　また、社会人として患者の診療を行っている診療放射線技師の方々も、本書によって不足した知識を補って頂きたいと思います。患者の診療で「知らなかった」ということがないように専門知識を学習して頂きたいのです。本書を学ぶほどに医用工学に卓越したプロフェッショナルの診療放射線技師の姿が見えてくることでしょう。

　最後に、本書の出版にあたり、ご尽力いただいた医療科学社編集部の齋藤聖之氏にお礼を申し上げます。

2023 年　12 月

著者　熊谷孝三

本書の学び方 1

○ 学生 の質問に、くま先生 がどんどん答えるよ。

○ 本文を節ごとに読んだ後は、問題を解こう！

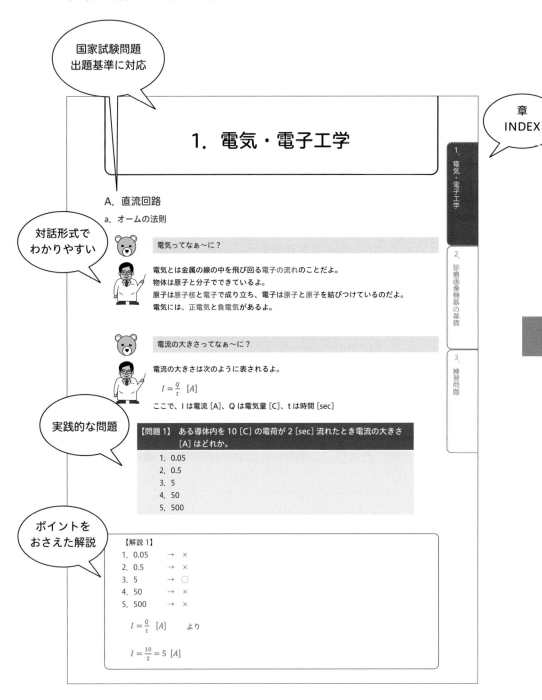

国家試験問題
出題基準に対応

1. 電気・電子工学

章
INDEX

1. 電気・電子工学

2. 診療画像機器の基礎

3. 練習問題

A. 直流回路

a. オームの法則

対話形式で
わかりやすい

電気ってなぁ〜に？

電気とは金属の線の中を飛び回る電子の流れのことだよ。
物体は原子と分子でできているよ。
原子は原子核と電子で成り立ち、電気は原子と原子を結びつけているのだよ。
電気には、正電気と負電気があるよ。

電流の大きさってなぁ〜に？

電流の大きさは次のように表されるよ。

$$I = \frac{Q}{t} \quad [A]$$

ここで、I は電流 [A]、Q は電気量 [C]、t は時間 [sec]

実践的な問題

【問題1】 ある導体内を 10 [C] の電荷が 2 [sec] 流れたとき電流の大きさ
[A] はどれか。

1. 0.05
2. 0.5
3. 5
4. 50
5. 500

ポイントを
おさえた解説

【解説1】
1. 0.05 → ×
2. 0.5 → ×
3. 5 → ○
4. 50 → ×
5. 500 → ×

$$I = \frac{Q}{t} \quad [A] \quad より$$

$$I = \frac{10}{2} = 5 \quad [A]$$

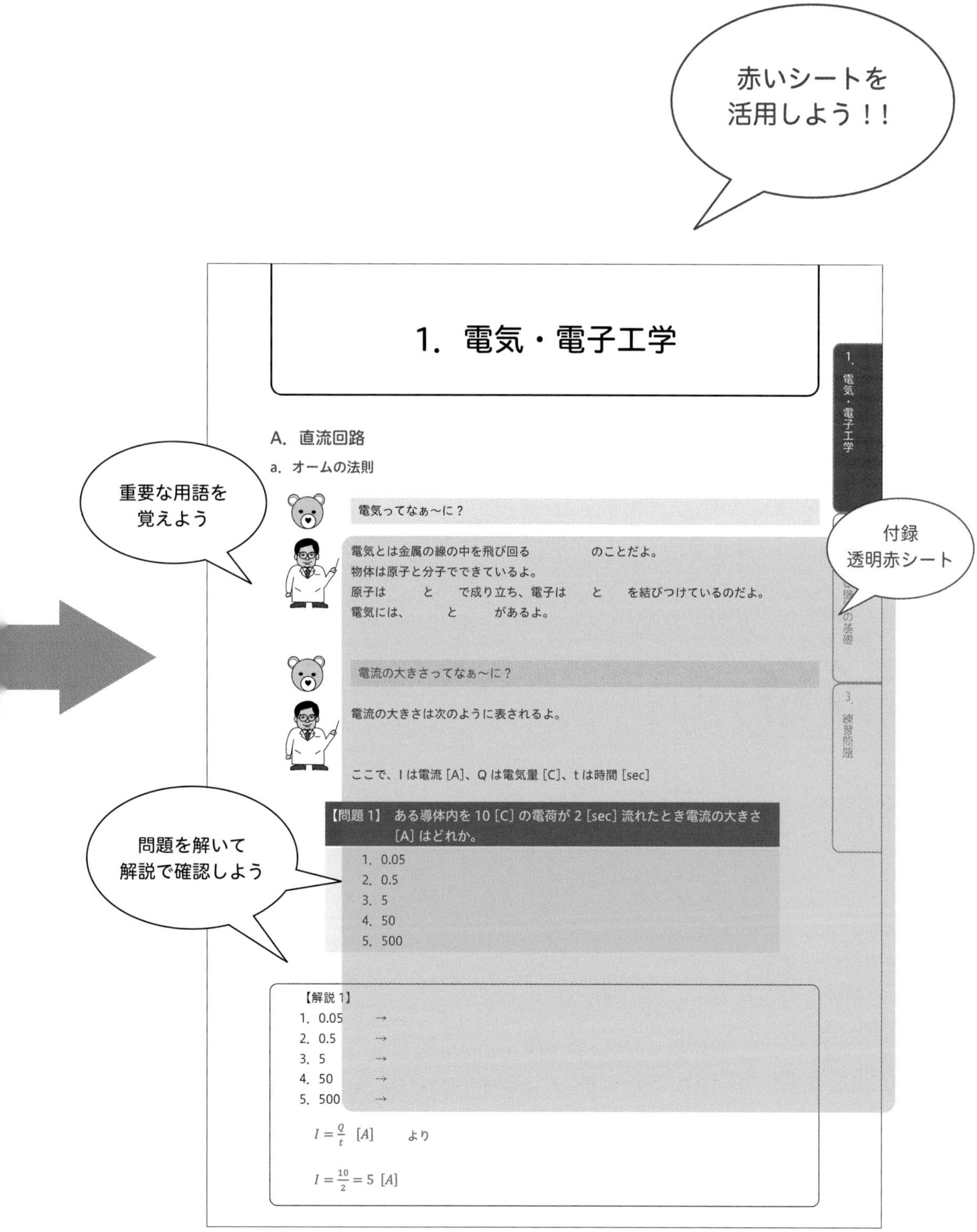
赤いシートを
活用しよう！！
重要な用語を
覚えよう
付録
透明赤シート
問題を解いて
解説で確認しよう

1．電気・電子工学

1．電気・電子工学

A．直流回路

a．オームの法則

電気ってなぁ～に？

電気とは金属の線の中を飛び回る　　　　のことだよ。
物体は原子と分子でできているよ。
原子は　　　と　　で成り立ち、電子は　　と　　を結びつけているのだよ。
電気には、　　　と　　　があるよ。

電流の大きさってなぁ～に？

電流の大きさは次のように表されるよ。

ここで、I は電流［A］、Q は電気量［C］、t は時間［sec］

【問題 1】　ある導体内を 10［C］の電荷が 2［sec］流れたとき電流の大きさ［A］はどれか。

1．0.05
2．0.5
3．5
4．50
5．500

【解説 1】
1．0.05　→
2．0.5　→
3．5　→
4．50　→
5．500　→

$I = \frac{Q}{t}$ $[A]$　より

$I = \frac{10}{2} = 5$ $[A]$

本書の学び方 2

○ 練習問題は全部で 100 問！

○ 国家試験レベルの練習問題に挑戦し、実力を確認しよう。

○ 問題を 3 回解いて解答を覚えよう！

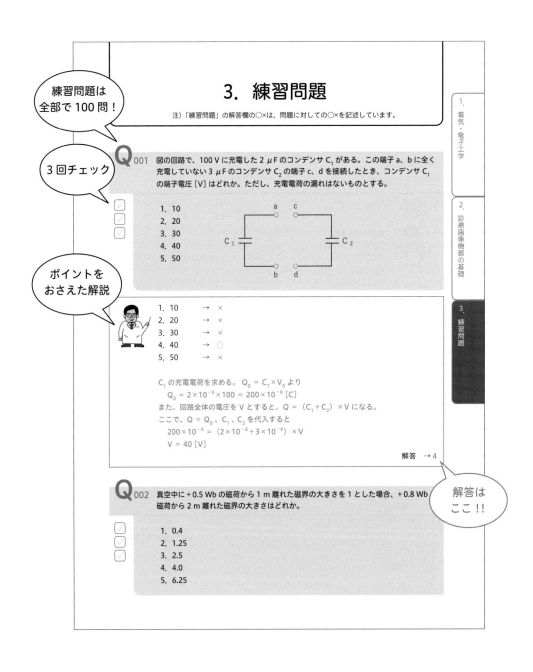

練習問題は全部で 100 問！

3 回チェック

ポイントをおさえた解説

3. 練習問題

注）「練習問題」の解答欄の○×は、問題に対しての○×を記述しています。

Q001 図の回路で、100 V に充電した 2 μF のコンデンサ C_1 がある。この端子 a、b に全く充電していない 3 μF のコンデンサ C_2 の端子 c、d を接続したとき、コンデンサ C_1 の端子電圧 [V] はどれか。ただし、充電電荷の漏れはないものとする。

1. 10
2. 20
3. 30
4. 40
5. 50

1. 10　　→　×
2. 20　　→　×
3. 30　　→　×
4. 40　　→　○
5. 50　　→　×

C_1 の充電電荷を求める。$Q_0 = C_1 \times V_0$ より
$Q_0 = 2 \times 10^{-6} \times 100 = 200 \times 10^{-6}$ [C]
また、回路全体の電圧を V とすると、$Q = (C_1 + C_2) \times V$ になる。
ここで、$Q = Q_0$、C_1、C_2 を代入すると
$200 \times 10^{-6} = (2 \times 10^{-6} + 3 \times 10^{-6}) \times V$
$V = 40$ [V]

解答　→ 4

解答はここ！！

Q002 真空中に + 0.5 Wb の磁荷から 1 m 離れた磁界の大きさを 1 とした場合、+ 0.8 Wb の磁荷から 2 m 離れた磁界の大きさはどれか。

1. 0.4
2. 1.25
3. 2.5
4. 4.0
5. 6.25

1. 電気・電子工学

2. 診療画像機器の基礎

3. 練習問題

CONTENTS

3. 練習問題 ———————————— 79

1. 電気・電子工学

A. 直流回路

a. オームの法則

電気ってなぁ～に？

電気とは金属の線の中を飛び回る電子の流れのことだよ。
物体は原子と分子でできているよ。
原子は原子核と電子で成り立ち、電子は原子と原子を結びつけているのだよ。
電気には、正電気と負電気があるよ。

電気の特徴には何があるの？

次の通りだよ。

電気の特徴
・同種の電気を持つもの同士は互いに反発する。
・異なる電気を持つもの同士は吸引する。
・電子の質量は 9.1093×10^{-31} kg である。
・陽子の質量は 1.6726×10^{-27} kg である。
・正電気と負電気の絶対量は等しい。
・帯電した電気を電荷という。
・電荷量は 1.602×10^{-19} C である。
・通常、物質は電気的性質のない中性の状態にある。
・物質内で特定の原子間の結合に束縛されず自由に動き回れる電子のことを自由電子という。
・物質が電荷を持つことを帯電したという。

電流ってなぁ～に？

電子の流れのことだよ。
電流の単位は A（アンペア）だよ。
毎秒 1 C（クーロン）の割合で電荷が通過するときの電流の大きさを 1 A と定めているよ。

電流の大きさってなぁ～に?

電流の大きさは次のように表されるよ。

$$I = \frac{Q}{t} \ [A]$$

ここで、I は電流 [A]、Q は電気量 [C]、t は時間 [sec]

【問題 1】 ある導体内を 10 [C] の電荷が 2 [sec] 流れたとき電流の大きさ [A] はどれか。

1. 0.05
2. 0.5
3. 5
4. 50
5. 500

【解説 1】

1. 0.05　　　→　×
2. 0.5　　　→　×
3. 5　　　→　○
4. 50　　　→　×
5. 500　　　→　×

$$I = \frac{Q}{t} \ [A] \qquad より$$

$$I = \frac{10}{2} = 5 \ [A]$$

電圧ってなぁ～に?

電圧とは、電気を送り出すためにかける力の量だよ。
電圧は電位差ともいわれるよ。
電位差は導体内の 2 点間の電位の差だよ。
電位とは電荷にかかる位置エネルギーのことだよ。
電圧の単位は V(ボルト)だよ。
1 C の電気量が 2 点間を移動して 1 J(ジュール)の仕事をするとき、この 2 点間の差を 1 V と定めているよ。

【問題2】 ある導体で A の電位が 100 V、B の電位が 40 V のとき、AB 間の電位差はどれか。

1. 20
2. 40
3. 60
4. 100
5. 140

【解説2】

1. 20　　→　×
2. 40　　→　×
3. 60　　→　○
4. 100　→　×
5. 140　→　×

電位差　$V = V_A - V_B = 100 - 40 = 60$ [V]

起電力ってなぁ～に？

起電力とは、電流を発生する電圧のことだよ。
電流を流すもとになるものを電源と呼ぶよ。

直流回路ってなぁ～に？

直流回路とは、直流電圧がかかって直流電流が流れる電気回路のことだよ。
電気回路は電流の流れる道筋を図記号で表したものだよ。

オームの法則ってなぁ～に？

オームの法則とは、「電気回路を流れる電流は、電圧に比例する」という法則だよ。
オームの法則は次式で表されるよ。

$$I = \frac{V}{R}$$

ここで、I は電流 [A]、V は電圧 [V]、R は抵抗 [Ω]
抵抗は電流の通りにくさのことだよ。
抵抗の単位は Ω（オーム）だよ。

直流回路の電気抵抗の計算法を教えて！

電気抵抗は直流回路での直列接続と並列接続で違うよ。
次の通りだよ。

接続回路	式	結線図
直列接続	$R = R_1 + R_2 + R_3$	R_1 R_2 R_3 R
並列接続	$\dfrac{1}{R} = \dfrac{1}{R_1} + \dfrac{1}{R_2} + \dfrac{1}{R_3}$	R_1 R_2 R_3 R
直並列接続	$R = R_1 + R_{bc}$ $= R_1 + \dfrac{R_2 R_3}{R_2 + R_3}$	a R_1 b R_2 R_3 c R

b. キルヒホッフの法則

キルヒホッフの法則ってなぁ〜に？

キルヒホッフの法則とはオームの法則を発展させた回路だよ。
キルヒホッフの法則には、第一法則（電流に関する法則）と第二法則（電圧に関する法則）があるよ。
基本回路は次のようだよ。

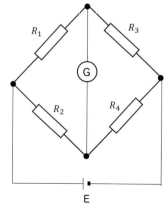

キルヒホッフの第一法則	・ある点に流入した電流はその点から流出する電流に等しい。 ・電流に関する法則 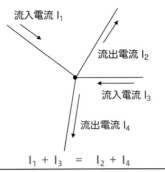 $I_1 + I_3 = I_2 + I_4$
キルヒホッフの第二法則	・回路の各部分の起電力と電圧降下とは互いに等しい。 ・電圧に関する法則 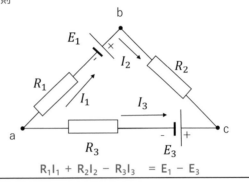 $R_1I_1 + R_2I_2 - R_3I_3 = E_1 - E_3$

c. 回路と計算

回路ってなぁ～に？

例えば、電流を流す回路のことだよ。
回路は電気回路と呼ばれ、電源もあるよ。
電源は起電力を発生して電流を流す元だよ。

直流回路の計算はどうする？

抵抗、その接続方法などに関係しているよ。
ここでは、抵抗の直列接続、並列接続、直並列接続、ホイートストンブリッジ、および
電池の接続の違いについての計算法を述べるよ。

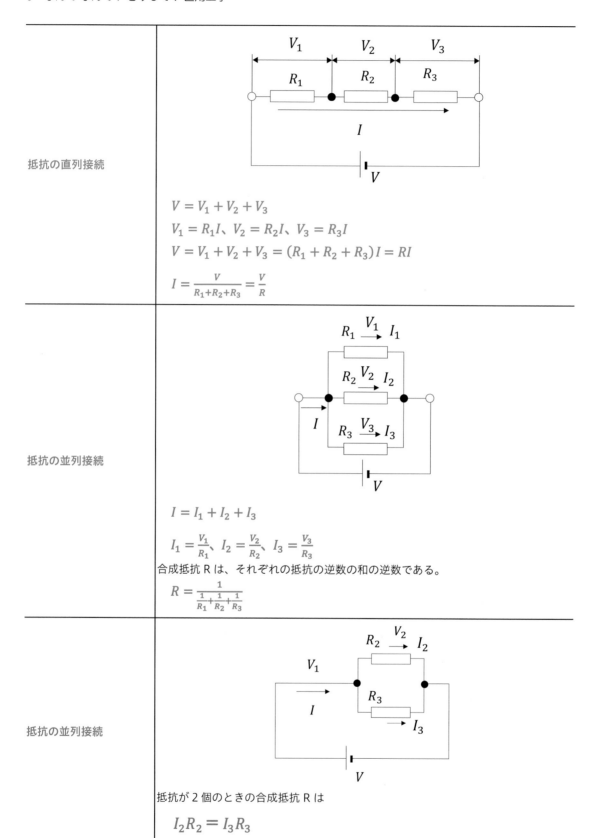

抵抗の直列接続	

$V = V_1 + V_2 + V_3$

$V_1 = R_1 I、 V_2 = R_2 I、 V_3 = R_3 I$

$V = V_1 + V_2 + V_3 = (R_1 + R_2 + R_3) I = RI$

$I = \dfrac{V}{R_1 + R_2 + R_3} = \dfrac{V}{R}$

抵抗の並列接続	

$I = I_1 + I_2 + I_3$

$I_1 = \dfrac{V_1}{R_1}、 I_2 = \dfrac{V_2}{R_2}、 I_3 = \dfrac{V_3}{R_3}$

合成抵抗 R は、それぞれの抵抗の逆数の和の逆数である。

$R = \dfrac{1}{\dfrac{1}{R_1} + \dfrac{1}{R_2} + \dfrac{1}{R_3}}$

抵抗の並列接続	

抵抗が 2 個のときの合成抵抗 R は

$$I_2 R_2 = I_3 R_3$$

$$\frac{I_2}{I_3} = \frac{R_3}{R_2}$$

$$I = I_2 + I_3 \quad \text{より} \quad I_3 = I - I_2$$

$$I_2 R_2 = (I - I_3) R_3$$

$$I_2 = \frac{R_3}{R_2 + R_3} \cdot I$$

したがって $I_3 = I - I_2 = I - \dfrac{R_3}{R_2 + R_3} \cdot I = \dfrac{R_2}{R_2 + R_3} \cdot I$

抵抗の直並列接続

上図の合成抵抗 R は

$$R = R_1 + \frac{R_2 R_3}{R_2 + R_3}$$

$$I = \frac{V}{R} = \frac{V}{R_1 + \frac{R_2 R_3}{R_2 + R_3}} = \frac{R_2 + R_3}{R_1 R_2 + R_1 R_3 + R_2 R_3} \times V$$

$$I_1 = \frac{R_3}{R_2 + R_3} \times I$$

$$I_2 = \frac{R_2}{R_2 + R_3} \times I$$

$$V_{ab} = R_1 I$$

$$V_{bc} = R_2 I = R_3 I_2 \times \frac{R_2 R_3}{R_2 + R_3} \times I$$

電圧降下

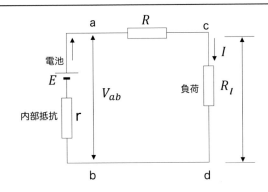

R は鈍抵抗、起電力を E、端子 cd 間の負荷抵抗 R_l、抵抗を R、電流を I とする。回路の合成抵抗は r + R + R_l である。

$$I = \frac{E}{r + R + R_l}$$

$$E = \left(r + R + R_l\right)I$$

$$V_{ab} = RI + R_lI = E - rI$$

$$V_{cd} = R_lI = V_{ab} - RI$$

ホイートストンブリッジの平衡条件	$R_1R_3 = R_2R_4$ $\dfrac{R_1}{R_4} = \dfrac{R_2}{R_3}$	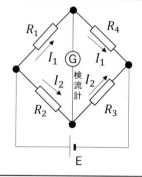

電池の直列接続

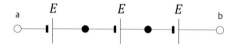

起電力を E、内部抵抗を r、ab 間外部抵抗を R とすると
$$E + E + E = rI + rI + rI + RI$$

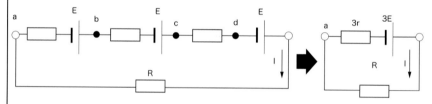

同一電池 3 個を直列に接続したときの負荷電流は

$$I = \frac{3E}{3r + R} \ [A]$$

同一電池 n 個を直列に接続したときの負荷電流は

$$I = \frac{nE}{nr + R} \ [A]$$

電池の並列接続

電池の内部抵抗を r とする。
同一電池 m 個を並列処理に接続したとき
の負荷電流は

$$I = \frac{E}{\dfrac{r}{m} + R} \ [A]$$

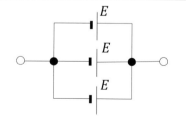

【問題3】 25 kΩの抵抗に 100 V の電圧を加えた。回路に流れる電流［A］はどれか。

1. 0.25
2. 4.00
3. 100
4. 500
5. 5000

【解説3】

1. 0.25 　　　→　×
2. 4.00 　　　→　○
3. 100 　　　→　×
4. 500 　　　→　×
5. 50000 　　→　×

$$I = \frac{V}{R} = \frac{100}{25} = 4\ [A]$$

【問題4】 図の回路で各抵抗の端子間の電圧［V］はどれか。

	V_1	V_2	V_3
1.	16.7	33.3	50
2.	33.3	50	16.7
3.	50	16.7	33.3
4.	10	20	30
5.	16.7	33.3	30

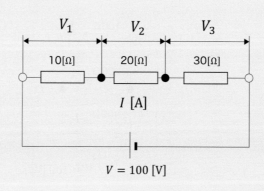

【解説4】

	V1	V2	V3		
1.	16.7	33.3	50	→	○
2.	33.3	50	16.7	→	×
3.	50	16.7	33.3	→	×
4.	10	20	30	→	×
5.	16.7	33.3	30	→	×

各抵抗の端子間の電圧 [V]

$$I = \frac{V}{R_1 + R_2 + R_3} = \frac{100}{10 + 20 + 30} = 1.67 \ [A]$$

$$V_1 = R_1 \times I = 10 \times \frac{10}{6} = 16.7 \ [V]$$

$$V_2 = R_2 \times I = 20 \times \frac{10}{6} = 33.3 \ [V]$$

$$V_3 = R_3 \times I = 30 \times \frac{10}{6} = 50 \ [V]$$

【問題5】　図の回路で各抵抗の端子間の電圧 [V] はどれか。

	I_1	I_2	I_3
1.	1.0	0.5	0.33
2.	0.5	0.33	1.0
3.	0.33	1.0	0.5
4.	100	200	300
5.	200	300	100

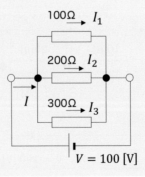

【解説5】

	I_1	I_2	I_3		
1.	1.0	0.5	0.33	→	○
2.	0.5	0.33	1.0	→	×
3.	0.33	1.0	0.5	→	×
4.	100	200	300	→	×
5.	200	300	100	→	×

各抵抗の端子間の電流 [A]

$$I_1 = \frac{V}{R_1} = \frac{100}{100} = 1.0 \ [A]$$

$$I_2 = \frac{V}{R_2} = \frac{100}{200} = 0.5 \ [A]$$

$$I_3 = \frac{V}{R_3} = \frac{100}{300} = 0.33 \ [A]$$

【問題6】 図の回路で各抵抗の端子間の電流 [A] はどれか。

	I_1	I_2	I_3
1.	2.5	7.5	10.0
2.	10.0	2.5	7.5
3.	7.5	10.0	2.5
4.	7.0	12.0	4.0
5.	4.0	8.0	3.0

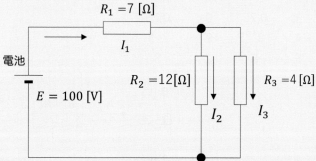

【解説 6】

	I_1	I_2	I_3		
1.	2.5	7.5	10.0	→	×
2.	10.0	2.5	7.5	→	○
3.	7.5	10.0	2.5	→	×
4.	7.0	12.0	4.0	→	×
5.	4.0	8.0	3.0	→	×

各抵抗の端子間の電流 [A]

$$I_1 = I_2 + I_3$$

$$R_1 I_1 + R_2 I_2 = E$$

$$-R_2 I_2 + R_3 I_3 = 0 \quad より$$

$$7I_1 + 12I_2 = 100$$

$$-12I_2 + 4I_3 = 0 \quad となる$$

上式より

$$I_1 = 10[A]$$

$$I_2 = 2.5[A]$$

$$I_3 = 7.5[A]$$

【問題 7】　図の回路で各抵抗に流れる電流 [A] はどれか。

	I_1	I_2	I_3
1.	0.75	0	−0.75
2.	0	−0.75	0.75
3.	−0.75	0	0.75
4.	8	2	−8
5.	−8	2	8

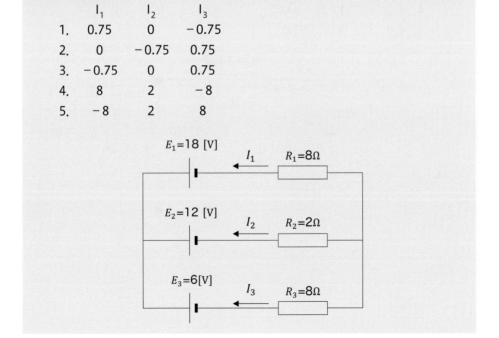

【解説 7】

	I_1	I_2	I_3		
1.	0.75	0	-0.75	→	○
2.	0	-0.75	0.75	→	×
3.	-0.75	0	0.75	→	×
4.	8	2	-8	→	×
5.	-8	2	8	→	×

$I_3 = I_1 + I_2$

$R_1 I_1 - R_2 I_2 = E_1 - E_2$ $8I_1 - 2I_2 = 6$

$R_2 I_2 - R_3 I_3 = E_2 - E_3$ $2I_2 - 8I_3 = 6$

上式より

$I_1 = 0.75\ [A]$

$I_2 = 0\ [A]$

$I_3 = -0.75\ [A]$

【問題 8】 図のホイートストンブリッジで抵抗 R_3 を調整して 955 [Ω] にしたとき、スイッチ S を閉じても検流計 G に電流が流れなくなった。抵抗 R_4 [kΩ] はどれか。

1. 1
2. 9.55
3. 10
4. 95.5
5. 955

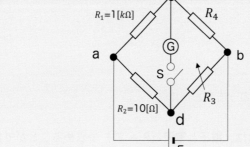

【解説 8】

1. 1   →   ×
2. 9.55   →   ×
3. 10   →   ×
4. 95.5   →   ○
5. 955   →   ×

ブリッジの平衡条件により

$R_1 R_3 = R_2 R_4$ より

$R_4 = \dfrac{R_1}{R_2} \times R_3 = \dfrac{1 \times 10^3}{10} \times 955 = 955 \times 10^2\ [\Omega] = 95.5\ [k\Omega]$

【問題9】　起電力8 V、内部抵抗0.15 Ωの同一電池12個を直列に接続し、
その端子間に負荷抵抗を繋いだとき2A流れた。このときの負荷
抵抗 [Ω] はどれか。

1. 4.62
2. 46.2
3. 462
4. 2.31
5. 23.1

【解説9】
1. 4.62　　→　×
2. 46.2　　→　○
3. 462　　→　×
4. 2.31　　→　×
5. 23.1　　→　×

$$I = \frac{nE}{nr + R} \ [A] \quad より$$

$$2 = \frac{12 \times 8}{12 \times 0.15 + R}$$

$$R = 46.2 \ [\Omega]$$

d. 電力と熱量

直流回路の電力ってなぁ～に？

直流回路の電力は、電圧と電流（**P = VI**）で求めることができるよ。

有効電力ってなぁ～に？

有効電力は電気回路において有効に利用できる電力のことだよ。
直流回路では電気のすべてが有効電力となるよ。
有効電力は次のように表されるよ。

直流回路　$P = VI \ [W]$
　　　　　ここで、Pは電力、Vは電圧、Iは電流である。

電気量ってなぁ〜に？

電気量は、ある電力で一定時間に行った仕事量だよ。
電気量は次のように表されるよ。

直流回路　$W = Pt = VIt$　$[J]$
　　　　　ここで、W は電気量、P は電力、V は電圧、I は電流である。

直流による発熱作用について教えて！

抵抗内に消費される電気エネルギーは、すべて熱エネルギーに変換されるのだよ。
これをジュールの法則というよ。
抵抗 R 内に消費される電気量 W は次の式で表されるよ。

直流回路　$W = Pt = RI^2t$　$[J]$

　　　　　ここで、W は電気エネルギー、t は電流が流れる時間、R は抵抗、I は電流である。

電気エネルギーによる発生熱量 H は次の式で表されるよ。

直流回路　$W = \dfrac{RI^2t\ [J]}{4.18605} = 0.239\ RI^2t$　$[cal]$

　　　　　1 kW・h = 860 kcal

【問題 10】　電灯に 100 V の電圧を加えると 0.6 A の電流が流れる。電灯に 100 V の電圧で連続して 10 時間点灯したときの電気量［W・h］はどれか。

1. 20
2. 300
3. 400
4. 500
5. 600

【解説 10】
1. 20　　　→　×
2. 300　　→　×
3. 400　　→　×
4. 500　　→　×
5. 600　　→　○

$W = VIt = 100 \times 0.6 \times 10 = 600\ [W \cdot h]$

【問題 11】　抵抗中に 1 kW・h の電気量を消費したときに発生する熱量はどれか。

1. 43
2. 86
3. 430
4. 860
5. 1260

【解説 11】

1. 43　　　　→　×
2. 86　　　　→　×
3. 430　　　→　×
4. 860　　　→　○
5. 1260　　→　×

$1kW \cdot h = 1000W \cdot h = 1000 \times 60 \times 60 = 3.6 \times 10^6 \ [J]$

したがって

$$H = \frac{3.6 \times 10^6}{4.18605} \fallingdotseq 0.86 \times 10^6 [cal] = 860 \ [kcal]$$

B. 交流回路

a. 交流波形

交流ってなぁ～に？

交流とは、時間の経過とともに大きさと向きが周期的に変わる電流と電圧のことだよ。典型的な波形は正弦波をしているよ。

正弦波以外の交流は非正弦波交流といい、矩形波交流や三角波交流などがあるよ。

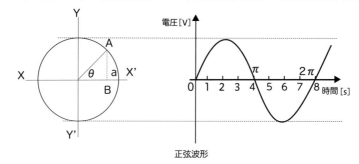

正弦波形

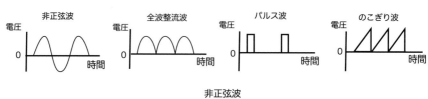

非正弦波

正弦波交流	
正弦波	・電流と電圧が時間の経過とともに大きさと向きが周期的に変わる。
正弦波起電力	（電磁誘導の法則） ・コイルの平面と磁界の垂直面のなす角 θ の正弦に比例する。 $$V = V_m \sin\theta$$ 　　ここで、V_m は比例係数、V は瞬時値
周期と周波数	・交流の変化をサイクル、1サイクルに要する時間を周期という。 $$T = \frac{1}{f} \ [s]$$ 　　ここで、T[s] は周期、f[Hz] は周波数である。 ・起電力が1サイクル変化したとき $$T = \frac{1}{f} = \frac{2\pi}{\omega}$$ $$\omega = \frac{2\pi}{T} = 2\pi f$$ ・コイルが角速度 ω [rad/s] で回転しているとき、t 秒間に回転した角度を θ [rad] とすれば $$\theta = \omega t - 2\pi f t$$

瞬時値と最大値ってなぁ～に？

次の通りだよ。

瞬時値 t	t_1、t_2、t_3 などの各時間の値 V_1、V_2、V_3 をいう。
最大値 V_m	瞬時値のうち最大の値 V をいう。最大電圧値を V_m、最大電流値を I_m という。
ピークピーク値 V_{pp}	電流や電圧の最大値と最小値の差をいう。

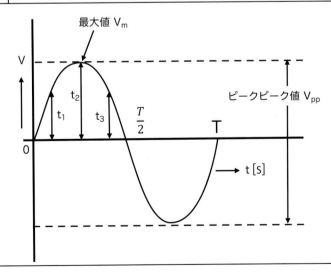

平均値ってなぁ～に？

次の通りだよ。

・半サイクル間（T/2 周期）の平均値である。電圧の平均値が V_a、電流の平均値が I_a である。
・平均値を V_a、I_a、最大値を V_m、I_m とすると、

$$V_a = \frac{2}{\pi}V_m = 0.637V_m[V]$$

$$I_a = \frac{2}{\pi}I_m = 0.637I_m[A]$$

（例）正弦波交流で電圧の最大値が $V_m = 200$ [V] のとき、平均値はいくらか。
$$V_a = \frac{2}{\pi}V_m = 0.637V_m[V] = 0.637 \times 200 = 127.4[V]$$

平均値

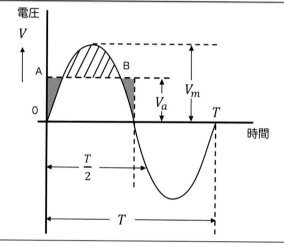

実効値ってなぁ～に？

実効値とは、変化する交流電圧・電流の強さを、直流電圧・電流の強さを用いて表す値だよ。
交流電圧・電流は実効値で表すよ。
実効値は、周期的な変化をする電圧または電流の瞬時値の 2 乗を 1 周期にわたって平均した値の平方根に等しいのだよ。
次のように表すよ。
正弦波交流の実効値を V [V]、I [A]、最大値を V_m [V]、I_m [A] とすると

$$V = \frac{1}{\sqrt{2}}V_m = 0.707V_m \ [V]$$

$$I = \frac{1}{\sqrt{2}}I_m = 0.707I_m[A]$$

（例）正弦波交流で電圧の実効値が 200 [V] のとき、最大値 V_m [V] はいくらか。

$V_m = V \times \sqrt{2} = 200 \times 1.414 = 282.8 \, [V]$

波形率と波高率ってなぁ～に？

波形率と波高率は、交流の波形を表す一つの目安だよ。
次のように表されるよ。

$$波形率 = \frac{実効値}{平均値}$$

$$波高率 = \frac{最大値}{実効値}$$

実効値 V_{rms}、最大値 V_m、平均値 V_{mean}、波形率、波高率の関係

$$V_{rms} = \frac{1}{\sqrt{2}} V_m \qquad V_m = \sqrt{2} V_{rms}$$

$$V_m = \frac{\pi}{2} V_{mean} \qquad V_{mean} = \frac{2}{\pi} V_m$$

$$V_{rms} = \frac{\pi}{2\sqrt{2}} V_{mean}$$

$$波形率 = \frac{V_{rms}}{V_{mean}} = \frac{\pi}{2\sqrt{2}} = 1.11$$

$$波高率 = \frac{V_m}{V_{rms}} = \sqrt{2} = 1.414$$

位相と位相差ってなぁ～に？

位相とは周期的な運動をするものが、その周期中にどの位置にいるかを示すことだよ。
位相の単位は [rad] ラジアンだよ。
位相差とは、同一周波数の 2 つの交流の位相の差のことだよ。
位相差のある交流電圧 V_1 [V] と V_2 [V] は、最大電圧を V_m [V] とすると次のように表されるよ。

$$V_1 = V_m sin\omega t$$

$$V_2 = V_m \sin(\omega t + \theta)$$

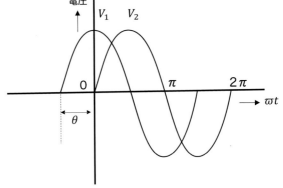

（例）交流電圧 $V_1 = 100 \sin\left(\omega t - \dfrac{\pi}{6}\right)[V]$ と $V_2 = 100 \sin\left(\omega t + \dfrac{\pi}{4}\right)[V]$ の位相差はいくらか。

$$\left(\omega t - \frac{\pi}{6}\right) - \left(\omega t + \frac{\pi}{4}\right) = -\frac{5}{12}\pi$$

V_1 は V_2 より $-\dfrac{5}{12}\pi[rad]$ 遅れている。

非正弦波交流の表し方はどうするの?

数学的な表し方（フーリエ吸収）や周波数スペクトルがあるよ。

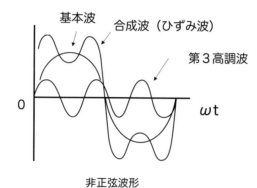

非正弦波形

非正弦波交流のフーリエ級数展開

$$y = A_0 + \sum_{n=1}^{\infty} a_n \sin n\omega t + \sum_{n=1}^{\infty} b_n \cos n\omega t = A_0 + A_n\ \sin(\omega t + \varphi_n)$$

ただし、$A_n = \sqrt{a_n{}^2 + b_n{}^2}$、　$\varphi_n = tan^{-1}\dfrac{b_n}{a_n}$

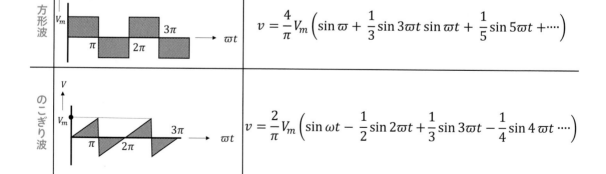

方形波	$v = \dfrac{4}{\pi}V_m\left(\sin\varpi + \dfrac{1}{3}\sin 3\varpi t \sin\varpi t + \dfrac{1}{5}\sin 5\varpi t +\cdots\right)$
のこぎり波	$v = \dfrac{2}{\pi}V_m\left(\sin\omega t - \dfrac{1}{2}\sin 2\varpi t + \dfrac{1}{3}\sin 3\varpi t - \dfrac{1}{4}\sin 4\varpi t\cdots\right)$

パルス波 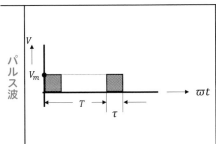	$$v = V_m\left[\frac{\tau}{T} + \frac{2}{\pi}\sin\frac{\tau}{T}\pi\left(\sin\omega t + \frac{\pi}{2}\right) + \frac{1}{\pi}\sin\frac{2\tau}{T}\pi\sin\left(2\omega t + \frac{\pi}{2}\right)\right.$$ $$-\frac{2}{3\pi}\sin\frac{3\tau}{T}\pi\sin\left(3\omega t + \frac{\pi}{2}\right)$$ $$\left.+\frac{1}{2\pi}\sin\frac{4\tau}{T}\pi\sin\left(4\varpi + \frac{\pi}{2}\right)\right]$$

1. 電気・電子工学

2. 診療画像機器の基礎

3. 練習問題

b．受動素子の働き

 受動素子ってなぁ～に？

 受動素子は電気回路の素子の一つだよ。
受動素子とは、抵抗器、コイル、コンデンサのように電力の供給源を含まないものをいうのだよ。

 受動素子の働きってなぁ～に？

 受動素子の働きは、複素数やベクトル表示で表すよ。
それは、交流回路では回路が複雑になると計算が困難になるからだよ。

 交流の複素数表示ってなぁ～に？

 次のようだよ。

交流の複素数表示	
複素数	複素数は a + jb で表される。 ただし、a は実数部、b は虚数部、a + jb は b ≠ 0 のとき虚数、b = 0 のとき実数、 $j = \sqrt{-1}$ である。
複素数の ベクトル表示	ベクトル は、Z = a + jb である。 複素数の絶対値は、$Z = \sqrt{a^2 + b^2}$ 偏角は、$\theta = tan^{-1}\frac{b}{a}$ であるから $\dot{Z} = a + jb = Z(cos\theta + jsin\theta)$ となる。 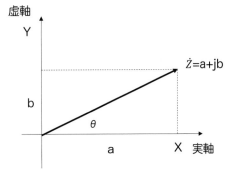

c. 回路と計算

交流の基本回路の計算はどうするの？

抵抗だけの回路、自己インダクタンスだけの回路、静電容量だけの回路の計算を示すよ。

抵抗だけの回路	回路に流れる電流 I [A] $$I = \frac{V}{R} = \frac{V_m sin\omega t}{R} = I_m sin\omega t$$ $$\left(I_m = \frac{V_m}{R}\right)$$ 電圧および電流の実効値を V [V] と、I [A] とする。 $$V = \frac{V_m}{\sqrt{2}}$$ $$I = \frac{I_m}{\sqrt{2}}$$ ただし、V_m[V]、I_m [A] は最大値である。	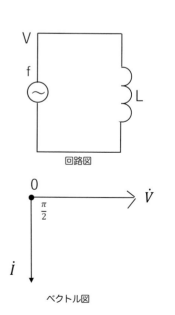（回路図・ベクトル図）

（例）R = 20 [Ω] に f = 50 [Hz] の電圧 V = 100 $\sqrt{2}$sinωt[V] を印加したとき、電流の実効値はいくらか。

$$V = \frac{V_m}{\sqrt{2}} = \frac{100\sqrt{2}}{\sqrt{2}} = 100[V]$$

$$I = \frac{V}{R} = \frac{100}{20} = 5[A]$$

自己インダクタンスだけの回路	自己インダクタンス L のコイルに周波数 f [Hz] の正弦波交流電流を流したときの自己誘導起電力 e [V] $$e = L\frac{\Delta i}{\Delta t}$$ 電圧および電流の実効値を V [V]、I [A] とする。 $$V = \frac{V_m}{\sqrt{2}}$$ $$I = \frac{I_m}{\sqrt{2}}$$ $$V = 2\pi f L I$$ $$I = \frac{V}{2\pi f L} = \frac{V}{\omega L} = \frac{V}{X_L}$$ $$(X_L = \omega L = 2\pi f L)$$ ただし、V_m [V]、I_m [A] は最大値、X_L は誘導リアクタンス [Ω] である。	

（例）L = 50［mH］のコイルに 50［Hz］の交流電圧を印加したとき、コイルの誘導リアクタンス X_L［Ω］は
いくらか。

$$X_L = \omega L = 2\pi f L = 2\pi \times 50 \times 50 \times 10^{-3} = 15.7[\Omega]$$

静電容量だけの 回路	静電容量 C［F］のコンデンサに周波数 f［Hz］の正弦波電圧 $V = V_m sin\omega t[V]$ を加えて電流 I を流したとき 　$q = CV_m sin\omega t[C]$ 電圧および電流の実効値を V［V］、I［A］とする。 $$V = \frac{V_m}{\sqrt{2}}$$ $$I = \frac{I_m}{\sqrt{2}}$$ $$I = 2\pi f C V = \frac{V}{\frac{1}{2\pi f C}} = \frac{V}{\frac{1}{\omega C}} = \frac{V}{X_c}$$ $$\left(X_c = \frac{1}{\omega C} = \frac{1}{2\pi f C}\right)$$ ただし、V_m［V］、I_m［A］は最大値、X_c は容量リアクタンス［Ω］である。	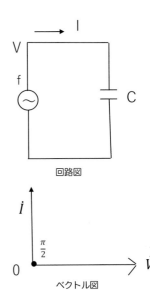 回路図 ベクトル図

（例）C = 1.0［μF］のコンデンサを 1［kHz］の回路で使用すると容量リアクタンス［Ω］はいくらか。

$$X_c = \frac{1}{\omega L} = \frac{1}{2\pi f L} = \frac{1}{2\pi \times 1000 \times 1 \times 10^{-6}} = 159[\Omega]$$

R-L 直列回路	電圧 V_R と V_L は $$V_R = R \cdot I$$ $$V_L = X_L \cdot I = \omega L \cdot I = 2\pi f L I$$ ただし、R［Ω］は抵抗、L［H］はインダクタンス、f［Hz］は周波数、V［V］は交流電圧、V_R、V_L は R および L の両端の電圧である。 回路の全電圧 V［V］は $$V = \sqrt{V_R{}^2 + V_L{}^2} = I\sqrt{R^2 + X_L{}^2}$$ 電流 I［A］は $$I = \frac{V}{\sqrt{R^2 + X_L{}^2}}$$ V と I の位相差 θ［rad］は $$\theta = tan^{-1}\frac{V_L}{V_R} = tan^{-1}\frac{2\pi f L}{R}$$	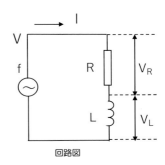 回路図 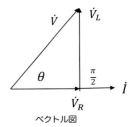 ベクトル図

（例）図の R = 30 [Ω]、X_L = 40 [Ω] の直列回路に交流電圧 V = 100 [V] を加えた。回路に流れる電流 I [A]、
　　　電圧 V_R [V] 、V_L [V] はいくらか。

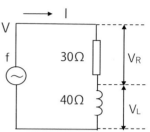

$$I = \frac{V}{\sqrt{R^2 + X_L{}^2}} = \frac{100}{\sqrt{30^2 + 40^2}} = 2 \ [A]$$

$$V_R = R \cdot I = 30 \times 2 = 60 \ [V]$$

$$V_L = X_L \cdot I = 40 \times 2 = 80 \ [V]$$

R-L-C 直列回路	電圧は $$V_R = R \cdot I \quad [V]$$ $$V_L = X_L \cdot I \quad [V]$$ $$V_C = X_C \cdot I \quad [V]$$ ただし、R [Ω] は抵抗、L [H] はインダクタンス、静電容量 C [F]、f[Hz] は周波数、V [V] は交流電圧、各部分の電圧 V_R[V]、V_L[V]、V_C[V] および電流 I [A] とする。 回路の全電圧 V [V] は $$V = \sqrt{V_R{}^2 + (V_L - V_C)^2}$$ $$= I\sqrt{R^2 + (X_L - X_C)^2} \quad [V]$$ 電流 I [A] は $$I = \frac{1}{\sqrt{R_R{}^2 + (X_L - X_C)^2}}$$ インピーダンス Z [Ω] は $$Z = \sqrt{R^2 + (X_L - X_C)^2} = \sqrt{R^2 + X^2}$$ $$\left([X_L - X_C] = \left[\omega L - \frac{1}{\omega C} \right] \right) \ [Ω]$$	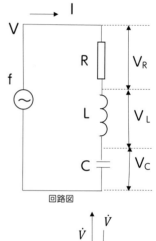 回路図 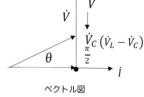 ベクトル図

（例）図の R = 6 [Ω]、X_L = 10 [Ω]、X_C = 2 [Ω] の直列回路に交流電圧 V = 100 [V] を加えた。合成リ
　　　アクタンス X [Ω]、インピーダンス Z [Ω]、回路に流れる電流 I [A] はいくらか。

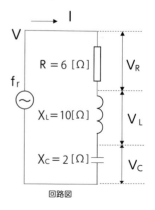

$$X = |X_L - X_C| = |10 - 2| = 8 \ [Ω]$$

$$Z = \sqrt{R^2 + (X_L - X_C)^2} = \sqrt{R^2 + X^2} = \sqrt{6^2 + 8^2} = 10 \ [Ω]$$

$$I = \frac{1}{\sqrt{R^2 + (X_L - X_C)^2}} = \frac{V}{Z} = \frac{100}{10} = 10 \ [A]$$

回路図

1.
電気・電子工学

2.
診療画像機器の基礎

3.
練習問題

R-L 並列回路	電流 I_R [A] は $$I_R = \frac{V}{R} [A]$$ $$I_L = \frac{V}{X_L} = \frac{V}{\varpi C} = \frac{V}{2\pi f L} [A]$$ 回路の全電流 I [A] $$I = \sqrt{I_R{}^2 + I_L{}^2} = \sqrt{\left(\frac{V}{R}\right)^2 + \left(\frac{V}{X_L}\right)^2}$$ ただし、R [Ω] は抵抗、L [H] はインダクタンス、f [Hz] は周波数、V [V] は交流電圧、Z はインピーダンス [Ω] である。 インピーダンス Z [Ω] は $$Z = \frac{V}{I} = \sqrt{\left(\frac{1}{R}\right)^2 + \left(\frac{1}{X_L}\right)^2} \quad [\Omega]$$ V と I の位相差 θ [rad] は $$\theta = tan^{-1}\frac{I_L}{I_R} = \frac{R}{2\pi f L} \quad [rad]$$	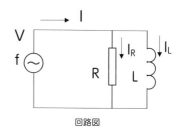 回路図 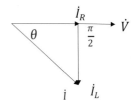 ベクトル図

（例）図の R = 12 [Ω]、X_L = 5 [Ω] の並列回路で電源電圧 V = 120 [V] とするとき、抵抗に流れる電流 I_R [A]、コイルに流れる電流 I_L [A]、回路に流れる全電流 I [A] はいくらか。

$$I_R = \frac{V}{R} = \frac{120}{12} = 10[A]$$

$$I_L = \frac{V}{X_L} = \frac{120}{5} = 24[A]$$

$$I = V\sqrt{\left(\frac{1}{R}\right)^2 + \left(\frac{1}{X_L}\right)^2} = 120\sqrt{\left(\frac{1}{12}\right)^2 + \left(\frac{1}{5}\right)^2} = 26[A]$$

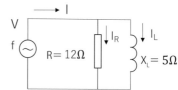

R-C 並列回路	R および C に流れる電流 I_R [A]、I_C [A] は $$I_R = \frac{V}{R} [A]$$ $$I_C = \frac{V}{X_C} = \frac{V}{\frac{1}{\varpi C}} = \frac{V}{\frac{1}{2\pi f C}} = 2\pi f C V \ [A]$$ 回路の全電流は I [A] $$I = \sqrt{I_R{}^2 + I_C{}^2} = \sqrt{\left(\frac{V}{R}\right)^2 + \left(\frac{V}{X_C}\right)^2}$$ $$= \sqrt{\left(\frac{1}{R}\right)^2 + \left(\frac{1}{X_C}\right)^2} \ [A]$$ インピーダンス Z [Ω] は $$Z = \frac{V}{I} = \frac{1}{\sqrt{\left(\frac{1}{R}\right)^2 + \left(\frac{1}{X_C}\right)^2}} \ [\Omega]$$ V と I の位相差 θ [rad] は $$\theta = tan^{-1}\frac{I_C}{I_R}$$ $$= tan^{-1}\frac{2\pi f C V}{\frac{V}{R}} = tan^{-1}2\pi f C R[rad]$$	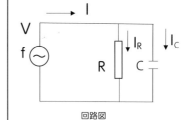 回路図 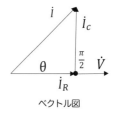 ベクトル図

（例）図の R = 3［Ω］、X_C = 4［Ω］の並列回路で電源電圧 V = 120［V］とするとき、抵抗に流れる電流 I_R［A］、ンデンサに流れる電流 I_C［A］、回路に流れる全電流 I［A］はいくらか。

$$I_R = \frac{V}{R} = \frac{120}{3} = 40[A]$$

$$I_c = \frac{V}{X_c} = \frac{120}{4} = 30[A]$$

$$I = V\sqrt{\left(\frac{1}{R}\right)^2 + \left(\frac{1}{X_c}\right)^2} = 120\sqrt{\left(\frac{1}{3}\right)^2 + \left(\frac{1}{4}\right)^2} = 120\sqrt{\frac{25}{144}} = 120 \times \frac{5}{12} = 50\ [A]$$

| R-L-C
並列回路 | 交流電圧 V［V］、各部の電流 I_R、I_L、I_C は

$$I_R = \frac{V}{R}[A]$$

$$I_L = \frac{V}{X_L}[A]$$

$$I_C = \frac{V}{X_C}[A]$$

回路の全電流 I［A］は

$$I = \sqrt{I_R^2 + (I_L - I_C)^2}$$

$$= \sqrt{\left(\frac{V}{R}\right)^2 + \left(\frac{V}{X_L} - \frac{V}{X_C}\right)^2}$$

$$= \sqrt{\left(\frac{1}{R}\right)^2 + \left(\frac{1}{X_L} - \frac{1}{X_C}\right)^2}\quad[A]$$

ただし、R［Ω］は抵抗、L［H］はインダクタンス、C［F］は静電容量、f［Hz］は周波数、Z はインピーダンス［Ω］である。
インピーダンス Z［Ω］は

$$Z = \frac{V}{I} = \frac{1}{\sqrt{\left(\frac{1}{R}\right)^2 + \left(\frac{1}{X_L} - \frac{1}{X_C}\right)^2}}\quad[Ω]$$

V と I の位相差 θ［rad］は

$$\theta = tan^{-1}\frac{I_L - I_C}{I_R} = tan^{-1}\left(\frac{i}{2\pi fL} - 2\pi fC\right)R\,[rad]$$ | 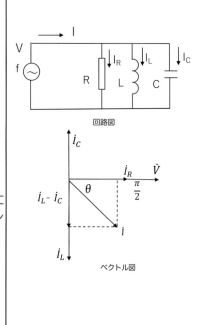
回路図

ベクトル図 |

（例）図の R = 15 [Ω]、X_L = 12 [Ω]、X_C = 30 [Ω] の並列回路で電源電圧 V = 120 [V] とするとき、各部の電流 I_R [A]、I_L [A]、I_C [A] はいくらか。

$$I_R = \frac{V}{R} = \frac{120}{15} = 8[A]$$

$$I_L = \frac{V}{X_L} = \frac{120}{12} = 10[A]$$

$$I_C = \frac{V}{X_c} = \frac{120}{30} = 4[A]$$

$$I = \sqrt{I_R{}^2 + (I_L - I_c)^2} = \sqrt{8^2 + (10 - 4)^2}$$

$$= \sqrt{64 + 361} = 10[A]$$

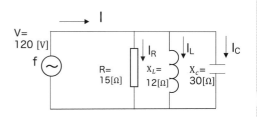

d. 共振現象

　共振ってなぁ～に？

共振とは、外部から与えられた刺激により固有振動を起こすことだよ。

　共振周波数ってなぁ～に？？

共振周波数 f_r は次の式で表されるよ。

$$f_r = \frac{\omega_0}{2\pi} = \frac{1}{2\pi\sqrt{Lc}}$$

ただし、ω_0 は角周波数といい、$\omega_0 = \frac{1}{\sqrt{Lc}}$ だよ。
交流電源の周波数が共振周波数であるとき、コイルの電圧とコンデンサの電圧が打ち消し合い、電源の最大電圧が抵抗にかかるよ。
電流も最大になるよ。
RLC 直列回路で交流電源の周波数が共振周波数であるとき、回路に最大の電流が流れるよ。
共振周波数の電流が回路に流れることを共振するといい、その状態の回路を共振回路というよ。

　直列共振ってなぁ～に？

直列共振とは、インダクタンス L とキャパシタンス（電気容量）C の直列回路に周波数 f_0 の電流が流れる回路をいうよ。
このとき回路のインピーダンスの大きさは理論上ゼロとなり、電流の振幅はきわめて大きくなるよ。

| 直列共振 | ある特定の周波数のとき、
$X = [X_L - X_c] = 0$ [Ω] とすれば
共振周波数 f_r [Hz] は

$$Z = \sqrt{R^2 + (X_L - X_c)^2} = R$$
$$I = \frac{V}{Z} = \frac{V}{R}$$
$$\theta = tan^{-1} \frac{X_L - X_c}{R} = 0 \ [rad]$$
$$f_r = \frac{1}{2\pi\sqrt{LC}} \ [Hz]$$

共振時の L と C の両端の電圧 V_L [V] と V_c [V] の関係は
$V_L = V_c$ | 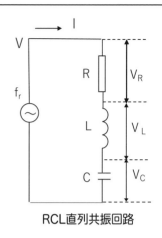
RCL直列共振回路 |

(例) 図の R = 50 [Ω]、L = 50 [mH]、C = 5 [μF] の直列回路で共振周波数 f_r、電源電圧 V = 10 [V] とするとき、共振時の各部の電流 I[A]、V_R [V]、V_L [V]、V_c [V] はいくらか。

$$f_r = \frac{1}{2\pi\sqrt{LC}} = \frac{1}{2\pi\sqrt{50\times10^{-3}\times5\times10^{-6}}} = 318.5 \ [\Omega]$$

$$I = \frac{V}{Z} = \frac{V}{R} = \frac{10}{50} = 0.2 \ [A]$$

$$V_R = R \cdot I = 50 \times 0.2 = 10 \ [V]$$

$$V_L = X_L \cdot I = 2\pi f_r L \times I_r = 2\pi \times 318.5 \times 50 \times 10^{-3} \times 0.2 = 20 \ [V]$$

$$V_c = V_L \ \ = 20 \ [V]$$

e. 電力

交流回路の電力ってなぁ〜に?

交流回路では、電圧と電流が時間で変化するので、電力も変化するのだよ。

有効電力ってなぁ〜に?

電気回路において有効に利用できる電力のことだよ。
交流回路では、位相のずれに応じて使用できない無効な電力が生まれるよ。
位相のずれが生じると有効電力はこの見かけ上の電力よりも小さくなる。
有効電力は次のように表されるよ。

交流回路　$P = VI cos\theta = I^2 \cdot R$　[W]

　　　　　ここで、P は交流電力、V は電圧、I は電流、θ は位相のずれ

力率ってなぁ～に？

力率とは、その回路の電力が変化する割合のことだよ。

ある回路に電圧を 100 V かけて電流が 1 A 流れたとすると、電力は 100 V×1A = 100 W になるが、実際には 80 W しか得られていなかった場合、力率は 80% というのだよ。力率は次のように表すよ。

力率 $\cos\phi$ は　　$\cos\phi = \dfrac{R}{Z}$

ここで、R は抵抗 [Ω]、Z はインピーダンス [Ω] である。

皮相電力ってなぁ～に？

皮相電力とは、抵抗以外の負荷に流れる電流の位相が進んだり遅れたりすることによって生じる電力のことだよ。

コイルやコンデンサに流れる電流は、印加電圧に対して一定の割合で早めに変化したり、遅めに変化したりするのだよ。

皮相電力は次のように表すよ。

皮相電力 S は　　$S = VI \quad [VA]$
$$S = \sqrt{P^2 + Q^2}$$

ここで、無効電力 Q（バール、Var）は無効電力 $\sin\theta$ である。

無効電力 Q は　　$Q = VI\cos\phi = I^2 \cdot X \ [Var]$　（無効率 $= \sin\phi = \dfrac{X}{Z}$）

（例）R = 8 [Ω]、X_L = 6 [Ω] の直列回路に 100 V を加えたとき、この回路の有効電力と力率はいくらか。

$$Z = \sqrt{R^2 + X_L^2} = \sqrt{8^2 + 6^2} = 10 \ [\Omega]$$

$$I = \frac{V}{Z} = \frac{100}{10} = 10 \ [A]$$

有効電力 P [W] は　$P = VI\cos\theta = 100 \times 10 \times \dfrac{8}{10} = 800 \ [W]$
力率 $\cos\theta$ は
$$\cos\theta = \frac{R}{Z} = \frac{8}{10} = 0.8$$

C. 半導体

a. 基本的性質

半導体ってなぁ～に？？

半導体とは、絶縁体と導体の中間物質だよ。
温度が高くなると電気抵抗は小さくなるよ。
代表的な物質にはケイ素（Si）、ゲルマニウム（Ge）、セレン（Se）があるよ。

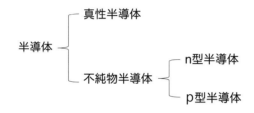

真性半導体ってなぁ～に？

真性半導体は添加物を混ぜていない純粋な半導体のことだよ。
単結晶エネルギーを与えると、価電子は自由電子になり、価電子の抜けた後は正孔ができるよ。
価電子または正孔が移動すると電流が流れるよ。この場合、電子と正孔はキャリアと呼ぶよ。

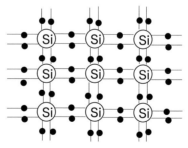

ケイ素（Si）の原子と単結晶

n型半導体ってなぁ～に？

n型半導体とは、キャリアが電子の半導体のことだよ。
負の電荷を持つ自由電子がキャリアとして移動することで電流が流れるよ。
例えば、ケイ素などにアンチモンなどの不純物を混ぜるとn型半導体ができるよ。
この添加物をドナーというよ。

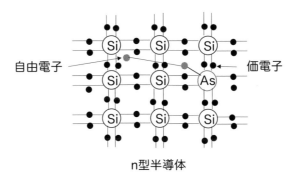

n型半導体

p型半導体ってなぁ〜に？

p型半導体とは、キャリアが正孔の半導体のことだよ。
正の電荷を持つ正孔がキャリアとして移動することで電流が流れるよ。
例えば、ケイ素などにガリウムなどの不純物を混ぜるとp型半導体ができるよ。
この添加物をアクセプタというよ。

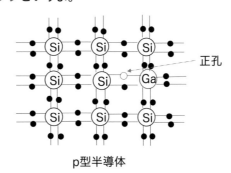

p型半導体

pn接合半導体ってなぁ〜に？

pn接合半導体とは、p型半導体とn型半導体を接合したものだよ。
p型側に正、n型側に負の電圧をかけると電流が流れる（順方向電圧）。
p型側に負、n型側に正の電圧をかけると電流が流れない（逆方向電圧）。
逆方向電圧の場合には、空乏層ができる。
pn接合半導体には整流作用がある。

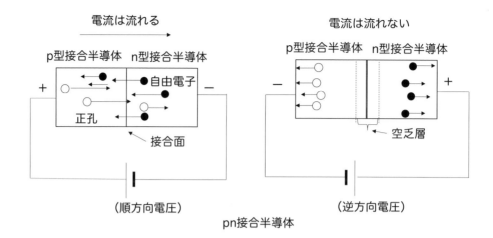

電流は流れる　　　　　　　　　　　電流は流れない

p型接合半導体　　n型接合半導体　　　　p型接合半導体　　n型接合半導体

自由電子

正孔

接合面

空乏層

（順方向電圧）　　　　　　　　（逆方向電圧）

pn接合半導体

b.　整流素子

整流素子ってなぁ～に？

整流素子とは、電流を一方向にだけ通ずる作用のある素子だよ。
整流素子を１つの装置としてまとめられたものを整流装置というよ。
一般的に整流素子を主体としたものを整流器というよ。
整流の主な目的は交流を直流に変換することだよ。

定電圧ダイオードってなぁ～に？

pn 接合ダイオードに逆方向電圧を増加していくと、逆方向電流が流れるよ（降伏現象）。
このときの電圧を降伏電圧というよ。
定電圧ダイオードはツェナーダイオードとも呼ぶよ。
定電圧ダイオードは不純物濃度が大きくなると低下するよ。
定電圧ダイオードは電源電圧を一定にする定電圧素子だよ。

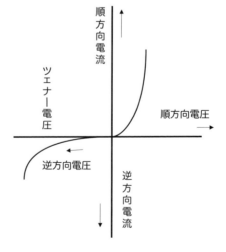

ダイオードの図記号	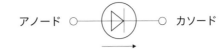 アノード ○──▷│──○ カソード

（例）定電圧ダイオードの回路で I_R の最大値は逆方向電圧 V_R とどんな関係にあるか。
　　　許容範囲電力の損失が一定であれば、V_R が大きいほど I_R の許容最大値は小さくなる。

可変容量ダイオードってなぁ〜に？

可変容量ダイオードとは、空乏層の接合容量が逆方向電圧で変化する性質があるよ。
逆方向電圧を大きくすると静電容量は小さくなるよ。
受信器の自動周波数制御回路や FM 変調回路に用いられているよ。

可変容量ダイオードの図記号	

エサキダイオードってなぁ〜に？

エサキダイオードはトンネルダイオードといわれるよ。
エサキダイオードは普通のダイオードに $10^{18} \sim 10^{20}$ 個/cm^3 の不純物を入れたものだよ。

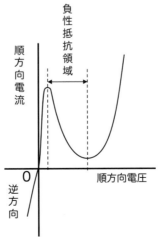

エサキダイオードの図記号	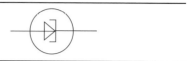

サイリスタってなぁ〜に？

サイリスタは**スイッチ**の働きをするもので、シリコン制御整流素子（SCR）があるよ。
4層構造で P1、p2、n2 に電極を取り付け、ゲート G でダイオード電流を制御するのだよ。

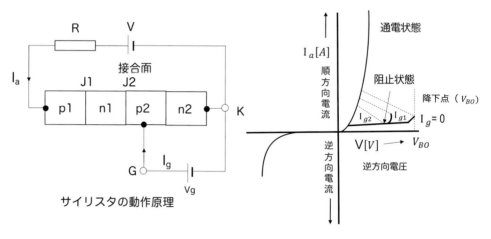

サイリスタの動作原理

サイリスタの図記号	アノード A ── K カソード G

c. 増幅素子

増幅ってなぁ〜に？

入力信号の電圧、電流、電力を拡大した出力信号を出すための**素子**だよ。
増幅素子を利用し、電気信号に直流電源などから**エネルギー**を付与するよ。

トランジスタの動作原理を教えて！

トランジスタは pnp と npn があるよ。
三層構造の接合型トランジスタだよ。
電極は、エミッタ（E）、ベース（B）、コレクタ（C）と呼ばれるよ。

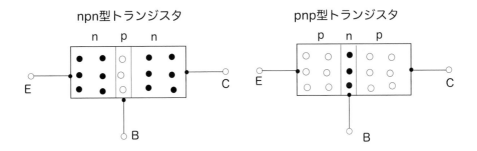

npn型トランジスタ　　　　　pnp型トランジスタ

npn 型トランジスタ	特徴	コレクタ・ベース間に逆方向電圧 E_{CB} を加えると ・正孔と電子は各電極方向に移動する。 ・電流はほとんど流れず、内部抵抗の値は大きくなる。 エミッタ・ベース間に順方向電圧 E_{EB} を加えると ・エミッタ領域の電子はベースに移動する。 ・ベース流域では正孔と電子が結合し、電源から電子が補充され、ベース電流となる。 ・I_E、I_B、I_C の関係 $I_E = I_B + I_C$

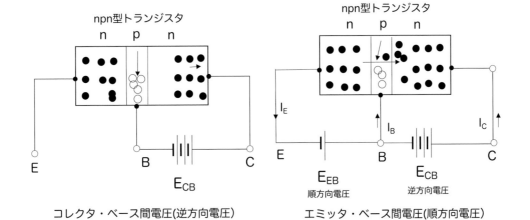

コレクタ・ベース間電圧(逆方向電圧)　　　エミッタ・ベース間電圧(順方向電圧)

npn型トランジスタ の動作原理

npn 型トランジスタ	図記号	
pnp 型トランジスタ	図記号	

トランジスタの接続法を教えて！

トランジスタの接続法は以下の 3 種類だよ。

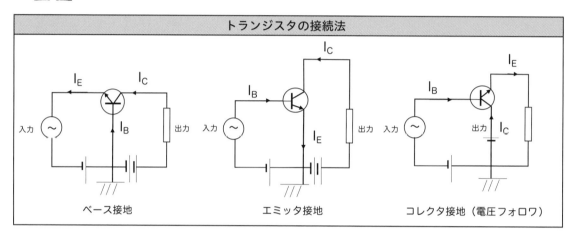

トランジスタの接続法

接地方式の特徴	ベース接地	エミッタ接地	コレクタ接地 （電圧フォロワ）
入出力の位相	同相	逆相	同相
入力インピーダンス	小さい	中くらい	大きい
出力インピーダンス	大きい	中くらい	小さい
電流増幅度	1 以下	大きい	大きい
電圧増幅度	大きい	大きい	1 以下
高周波特性	良い	悪い	普通

トランジスタの増幅作用について教えて！

下に示す回路はトランジスタ増幅回路だよ。
トランジスタの増幅作用を次のベース接地回路で説明するよ。

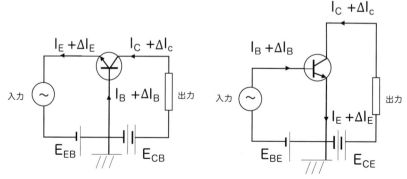

ベース接地増幅回路　　　エミッタ接地増幅回路

トランジスタ増幅回路

回路の電圧 E_{EB} で電流 $I_E + \Delta I_E$ だけを変化させると I_C も ΔI_C だけ変化するよ。

$$\alpha = \frac{\Delta I_C}{\Delta I_E}$$

このときに次の関係が成り立つよ。この式の変化がベース接地回路の電流増幅率（電流伝送率）というのだよ。

エミッタ接地増幅回路の電流増幅率は次の関係式が成り立つよ。

$$\beta = \frac{\Delta I_C}{\Delta I_B} = \frac{\alpha}{1-\alpha}$$

d. スイッチング素子

スイッチング素子ってなぁ～に？

直流を高周波交流に変換する役割を持っているよ。

整流された非安定の電源をスイッチング素子による高速スイッチングで高速パルスにしてトランスに送り、安定電源を得るのだよ。

スイッチング素子には、ダイオード、サイリスタ、パワートランジスタをはじめ、IGBT、MOSFET などがあるよ。

特徴は次の通りだよ。

スイッチング素子の特徴
（利点）
・リニア電源と比べて小型・軽量・高効率である。
・安定した直流を得る。
（欠点）
・ノイズが発生する。

サイリスタってなぁ～に？

サイリスタはゲート、アノード、カソードの 3 端子の半導体素子だよ。

SCR（Silicon Controlled Rectifier：シリコン制御整流子）とも呼ばれるよ。

サイリスタには次の特徴があるよ。

サイリスタの特徴
・スイッチングによって電流制御を行う電子部品である。
・トランジスタのように増幅は行えないが、大電流に耐えられる。
・大電流下のスイッチングに優れている。
・大きなパワーの電化製品のオンオフなどが可能である。
・保護回路に用いるのに最適である。
・ゲートから電圧印加を止めた場合でも、電流が流れ続ける。
・高速スイッチングには向いていないため、あくまで大電流下で使うのに適している。

e. 光素子

　　光素子ってなぁ～に？

光と電子のふるまいを結合させる素子だよ。光エレクトロニクスで直接光を取り扱う固体電子素子の総称だよ。

光電管、撮像管などの電子管や太陽電池を含める場合もあるよ。

光電素子には、電気信号を光信号に変換する発光素子と、光信号を電気信号に変換する受光素子があるよ。

光素子の特徴は次の通りだよ。

素子	特徴
発光素子	・LED がある。 ・省エネ性能に優れ、高い発光効率、長寿命である。 ・人体に優しく、環境に有害な物質を含まない。 ・発光させ続けても低温で発光効率が低下せず、衝撃・振動に強く、調色・調光・点滅が自在、防水構造が容易である。
受光素子	（光電効果型） ・光を電気に変換する。 ・光検出器である。 ・外部光電効果（光電子放出）の受光素子には、光電管、光電子増倍管がある。 ・半導体の内部光電効果を利用した受光素子には、フォトトランジスター、フォトダイオード、アバランシェフォトダイオード、光導電セル、イメージセンサー、光電池がある。 ・焦電効果を利用用した受光素子には焦電検出器がある。 ・PIN フォトダイオードは出力が小さい。 ・アバランシェフォトダイオードは出力が大きい（感度が良い）。 ・光電子増倍管は高感度である。 （熱効果型） ・光の入射で発生する熱に反応するだけであり、事実上温度計として機能する光検出器である。

D. 電子回路

a. フィルタ回路と応答特性

　　フィルタ回路ってなぁ～に？

フィルタの役割をする電気回路のことだよ。

入力された電気信号の中で必要な周波数帯域のみを取り出す回路だよ。

フィルタ回路は、取り出す周波数によってハイパスフィルタ、ローパスフィルタ、ハンドパスフィルタ、バンドエリミネーションフィルタなどに分類されているよ。

フィルタ回路では、信号を通過する周波数帯域を通過帯域、信号を減衰させる周波数帯

域を阻止帯域というよ。

通過帯域と阻止帯域の境目となる周波数がカットオフ周波数だよ。

ローパスフィルタは積分回路、ハイパスフィルタは微分回路が用いられるよ。

フィルタ回路の応答特性ってなぁ～に？

フィルタ回路の応答特性には周波数特性と位相特性があるのだよ。

電子計測では、フィルタを使用することで、測定の精度を上げたり、ダイナミックレンジを拡げたりすることができるよ。

フィルタの減衰特性にはさまざまなものがあり、各々応答が異なるよ。

しかし、ある周波数までは完全に通し、他は全く通さないという理想のフィルタは存在しないよ。

フィルタ回路の応答特性は指数関数的に変化するよ。

ローパスフィルタ （低域通過フィルタ）	（振幅の周波数特性） 振幅の周波数特性は V_{out}/V_{in} である。 $$\left|\frac{V_{out}}{V_{in}}\right| = \frac{1}{\sqrt{1+\left(\frac{\omega}{\omega_0}\right)^2}}$$ ここで、ω は周波数、ω_0 は特定周波数 （利得） $$20log_{10}\left|\frac{V_{out}}{V_{in}}\right| \quad [dB]$$ 共振周波数は $\dfrac{V_{out}}{V_{in}} = \dfrac{1}{\sqrt{2}} = 0.70$ $$20log_{10}\left|\frac{V_{out}}{V_{in}}\right| = 20log_{10}\left|\frac{1}{\sqrt{2}}\right| \fallingdotseq -3 \quad [dB]$$ （位相角度） $$\angle\theta = \angle\frac{V_{out}}{V_{in}} = tan^{-1}\left(\frac{\omega}{\omega_0}\right)$$ 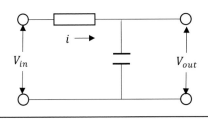

ハイパスフィルタ （高域通過フィルタ）	（振幅の周波数特性） $$\frac{V_{out}}{V_{in}} = \frac{j\omega CR}{1+j\omega CR} = \frac{1}{1-j\frac{1}{\omega CR}} = \frac{1}{1-j\frac{\omega_0}{\omega}}$$ ここで、$\omega_0 = \dfrac{1}{CR}$ $$\left|\frac{V_{out}}{V_{in}}\right| = \frac{1}{\sqrt{1+\left(\frac{\omega}{\omega_0}\right)^2}}$$ （位相角度） $$\angle\theta = \angle\frac{V_{out}}{V_{in}} = tan^{-1}\left(\frac{\omega_0}{\omega}\right)$$

RC を用いた増幅回路	（微分回路） （積分回路） （回路の出力波形） 入力パルス　　　出力パルス （特性）

項目	微分回路	積分回路
時定数（τ）	τ = CR	τ = CR
伝達関数	$\dfrac{V_{out}}{V_{in}} = \dfrac{j\omega CR}{1+j\omega CR}$	$\dfrac{V_{out}}{V_{in}} = \dfrac{1}{1+j\omega CR}$
フィルタ効果	高域通過フィルタ	低域通過フィルタ
遮断周波数	$f = \dfrac{1}{2\pi CR}$　[Hz]	$f = \dfrac{1}{2\pi CR}$　[Hz]

トランジスタの増幅回路の 周波数特性	（周波数特性）増幅度、利得、周波数の関係 ・低周波数部分は低域周波数という。 ・高周波数部分は高域周波数という。 ・低域部分と高域部分は利得が低下する。 ・低周波数部分では、リアクタンスが大きくなり、信号を伝え難くなる。 ・高周波数部分では、リアクタンスが小さくなり、交流を通しやすくなる。 ・入力側ではベースに十分な信号を送ることができない。出力側では信号をアースに流すので出力信号が減少する。

【問題 12】 図は増幅器の周波数特性である。誤っているのはどれか。

1. 電流の入力信号も増幅できる。
2. 高域遮断周波数は 10 Hz である。
3. −3 dB は電圧比が $1/\sqrt{2}$ 倍である。
4. 電圧増幅度 60 dB は 10^3 倍に相当する。
5. 入力信号の周波数が 500 Hz のとき、電圧増幅度は 60 dB である。

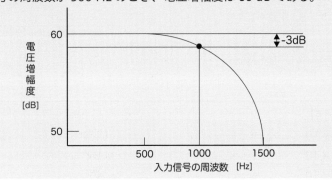

【解説 12】
1. 電流の入力信号も増幅できる。 　　　　　 → 　× 　正しい
2. 高域遮断周波数は 10 Hz である。 　　　　 → 　○ 　周波数が 10^3 Hz 程度
3. −3 dB は電圧比が $1/\sqrt{2}$ 倍である。 　　 → 　× 　正しい
4. 電圧増幅度 60 dB は 10^3 倍に相当する。 　 → 　× 　正しい
5. 入力信号の周波数が 500 Hz のとき、電圧増幅度は 60 dB である。 　 → 　× 　正しい

【問題 13】 入力電圧に対する出力電圧比が $1/\sqrt{2}$ であった。このときの電圧増幅度 [dB] はいくらか。

1. −3.0
2. −1.4
3. 0.3
4. 1.3
5. 3.0

【解説 13】
1. − 3.0　　　→　○
2. − 1.4　　　→　×
3. 0.3　　　　→　×
4. 1.3　　　　→　×
5. 3.0　　　　→　×

$$G_V = 20log_{10}\ V_{out}/V_{in} = 20log_{10}\frac{1}{\sqrt{2}} \fallingdotseq -3\ [dB]$$

【問題 14】　CR 回路で抵抗値 R が 100 kΩ、コンデンサの静電容量 C が 0.01 μF のとき、特性周波数 [Hz] はいくらか。

1. 1.6×10
2. 1.6×10^2
3. 1.6×10^3
4. 1.6×10^4
5. 1.6×10^5

【解説 14】
1. 1.6×10　　　→　×
2. 1.6×10^2　　　→　×
3. 1.6×10^3　　　→　○
4. 1.6×10^4　　　→　×
5. 1.6×10^5　　　→　×

$f_0 = \omega_0/2\pi = 1/2\pi CR$ より

$f_0 = \omega_0/2\pi = 1/2\pi CR = 1/2\pi \times 10^3 \times 0.01 \times 10^{-6} = 1.6 \times 10^3\quad[Hz]$

b. オペレーションアンプ

オペレーションアンプってなぁ〜に？

オペアンプは、直流増幅器だよ。
演算増幅器ともいうよ。
非反転入力端子（＋）と反転入力端子（−）と、1 つの出力端子を備えた増幅器の電子回路だよ。
直流から高い周波数まで増幅できるので医療機器などに広く利用されているよ。

オペレーションアンプ

増幅度が A のとき、プラス端子に V_1[V]、マイナス端子に V_2[V] の電圧を加えると出力電圧は

$$V_0 = A\left(V_2 - V_1\right) [V]$$

理想的なオペアンプの条件

・入力インピーダンス Z_i が無限大
・出力インピーダンス Z_0 が 0
・増幅度 A が無限大
・入出力特性の直線性が良い
・周波数帯域が広い
・内部雑音がない

（図記号）

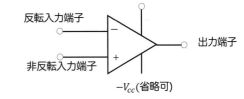

各種増幅回路の出力電圧の求め方を教えて！

次の通りだよ。

回路の種類	オペアンプの出力電圧
反転増幅回路	出力電圧 V_0 $$v_0 = -v_i \frac{R_2}{R_1}$$
非反転増幅回路	増幅度 A $$A = \frac{v_0}{v_1} = \frac{R_1 + R_2}{R_1}$$ 出力電圧 V_0 $$v_0 = v_i \frac{R_1 + R_2}{R_1}$$
積分回路	出力電圧 V_0 $$v_0 = \frac{1}{C_2 R_1} \int v_i \, dt$$

微分回路	出力電圧 V_0 $$v_0 = -C_1 R_2 \frac{dv_i}{dt}$$ 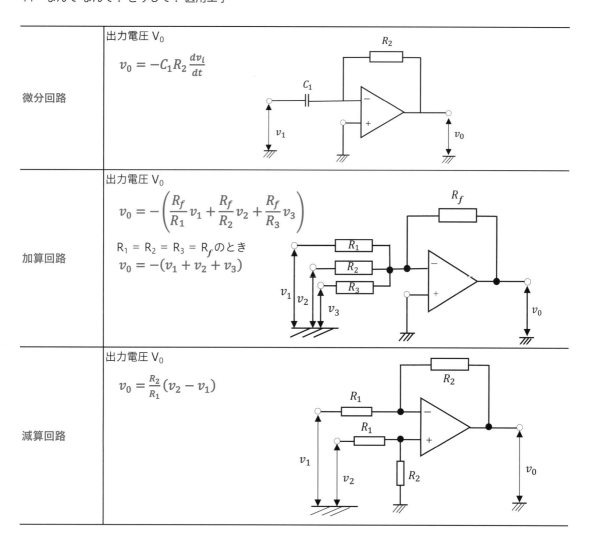
加算回路	出力電圧 V_0 $$v_0 = -\left(\frac{R_f}{R_1} v_1 + \frac{R_f}{R_2} v_2 + \frac{R_f}{R_3} v_3 \right)$$ $R_1 = R_2 = R_3 = R_f$ のとき $$v_0 = -(v_1 + v_2 + v_3)$$
減算回路	出力電圧 V_0 $$v_0 = \frac{R_2}{R_1}(v_2 - v_1)$$

【問題 15】 反転増幅回路の入力に 10 [mV] の正弦波交流を加えたとき電圧増幅度 A および出力電圧 V_0 [mV] はどれか。

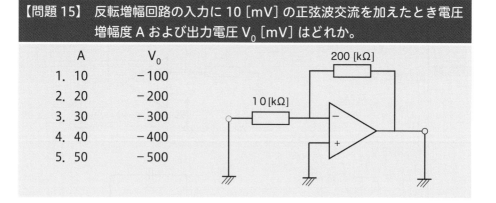

	A	V_0
1.	10	−100
2.	20	−200
3.	30	−300
4.	40	−400
5.	50	−500

【解説 15】

	A	V_0		
1.	10	-100	→	×
2.	20	-200	→	○
3.	30	-300	→	×
4.	40	-400	→	×
5.	50	-500	→	×

電圧増幅度 A

$$A = \frac{200}{10} = 20$$

出力電圧 $\quad v_0 = -10 \times 10^{-3} \times 20 = -200 \ [mV]$

c. AD 変換、DA 変換

　AD 変換、DA 変換ってなぁ～に？

AD 変換はアナログ信号（A）からデジタル信号（D）への変換を意味し、DA 変換はその逆だよ。

　AD 変換器について教えて！

AD 変換器は、入力された電圧信号をその大きさに応じて 8 bit は 256 階調、10 bit は 1,024 階調に分けるものだよ。
回路にはマルチプレクサ（アナログ入力セレクタ）、電圧比較器、積分器、サンプルホールド回路などが使用されているよ。

AD 変換器	
マルチプレクサ	・1 つの A/D 変換器で複数の電圧を測定するためにアナログ入力チャンネル（マルチプレクサ）がある。 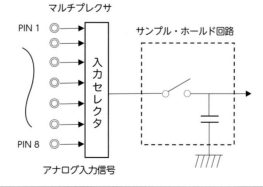

電圧比較器	・電圧比較器（コンバータ）は、2 つのアナログ電圧を自覚し、出力を基準電圧 V_{ref} より、高レベルか低レベルに区分する増幅器である。 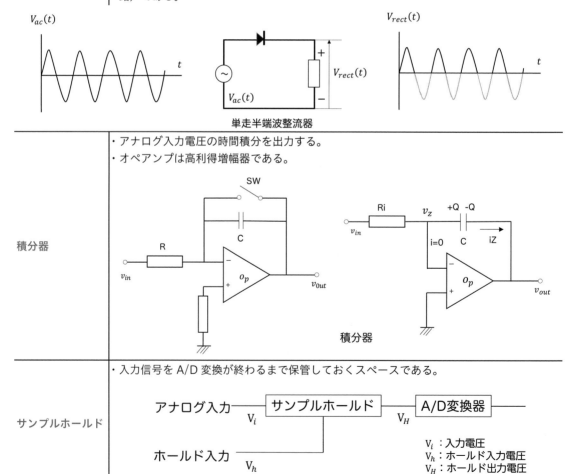 （回路の特徴） ・2 つの入力電圧の比較を行い、出力電圧を変化させる回路 （電圧比較回路） ・電力変換技術においてコンバータといえば、交流電源から直流を作り出す回路（整流回路）である。
積分器	・アナログ入力電圧の時間積分を出力する。 ・オペアンプは高利得増幅器である。
サンプルホールド	・入力信号を A/D 変換が終わるまで保管しておくスペースである。

【問題16】 A/D 変換器の流れは次の通りである。正しい組み合わせはどれか。入力セレクタ→ ① → ② → ③ → デジタル出力

	①	②	③
1.	マルチプレクサ	サンプルホールド	A/D 変換器
2.	サンプルホールド	A/D 変換器	マルチプレクサ
3.	A/D 変換器	マルチプレクサ	サンプルホールド
4.	マルチプレクサ	A/D 変換器	サンプルホールド
5.	サンプルホールド	マルチプレクサ	A/D 変換器

【解説16】

	①	②	③		
1.	マルチプレクサ	サンプルホールド	A/D 変換器	→	○
2.	サンプルホールド	A/D 変換器	マルチプレクサ	→	×
3.	A/D 変換器	マルチプレクサ	サンプルホールド	→	×
4.	マルチプレクサ	A/D 変換器	サンプルホールド	→	×
5.	サンプルホールド	マルチプレクサ	A/D 変換器	→	×

2. 診療画像機器の基礎

A. 静電容量と回路

a. 電荷と静電力

電荷ってなぁ～に？

電荷は、粒子や物体が帯びている電気の量のことだよ。
電圧や電流の源だよ。
電荷が移動すると電流になるよ。
電荷が留まっているのが静電気だよ。
電荷には正電荷と負電荷があるよ。

静電容量ってなぁ～に？

静電容量は2つの導体の間に電圧を加えると電荷を蓄えることができ、この電荷の蓄える能力のことだよ。
静電容量関係は次式で表されるよ。

$Q = CV$ [C]

ただし、Qは電荷 [C]、Cは比例定数（静電容量 [F]）、Vは電圧 [V] である。
1Fの静電容量とは、2つの導体間に1Vの電圧を与えたとき、1Cの電荷を蓄える能力を表すよ。
導体球の静電容量Cは次式で表されるよ。

$$C = \frac{Q}{V} = \frac{Q}{\frac{Q}{4\pi\varepsilon_0\gamma}} = 4\pi\varepsilon_0\gamma \quad [F]$$

ここで、ε_0 は誘電率、γ は導体球中心からの距離 [m] である。

$$E = \frac{V}{l}$$

ただし、Eは電界の強さ [V/m]、lの電極間の距離 [m]、Vは電極間の電圧である。

$$D = \varepsilon E = \frac{Q}{A}$$

ただし、D [C/m^2] は両極板間の磁束密度、ε は誘電率である。

$$C = \frac{Q}{V} = \frac{\varepsilon E A}{El} = \frac{\varepsilon A}{l} = 8.855 \times 10^{-12} \times \frac{E_s A}{l} \quad [F]$$

ただし、$\varepsilon = \varepsilon_0 \varepsilon_s = 8.855 \times 10^{-12} \times \varepsilon_s$ [F/m]

電極間の誘電体が真空中の場合には $\varepsilon = \varepsilon_0$ であるから

$$C = 8.855 \times 10^{-12} \times \frac{A}{l} \quad [F]$$

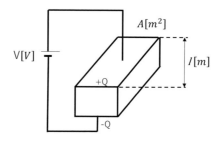

【問題17】 静電容量 0.02 [μF] の平板問に 100 [V] の電圧を加えたとき、
電荷 [C] はどれか。

1. 2×10^{-2}
2. 2×10^{-3}
3. 2×10^{-4}
4. 2×10^{-5}
5. 2×10^{-6}

【解説17】
1. 2×10^{-2} → ×
2. 2×10^{-3} → ×
3. 2×10^{-4} → ×
4. 2×10^{-5} → ×
5. 2×10^{-6} → ○

$$Q = CV \ [V]$$

$$Q = 0.02 \times 10^{-6} \times 100 = 2 \times 10^{-6} \ [C]$$

静電エネルギーってなぁ～に？

静電エネルギーはコンデンサに蓄えるエネルギーだよ。
静電エネルギー W は次式で表されるよ。

$$W = \frac{1}{2} CV^2 \ [J]$$

【問題 18】 C = 500 [μF] にコンデンサを 25 [V] で充電したとき、コンデンサの蓄えられるエネルギー [J] はどれか。

1. 0.156
2. 0.312
3. 1.56
4. 3.12
5. 15.6

【解説 18】

1. 0.156 → ○
2. 0.312 → ×
3. 1.56 → ×
4. 3.12 → ×
5. 15.6 → ×

$W = \frac{1}{2}CV^2 \,[J]$　より

$W = \frac{1}{2} \times 500 \times 10^{-6} \times 25^2 = 0.156 \,[J]$

コンデンサってなぁ～に？

コンデンサは電荷を蓄えたり、放出したりする電子部品だよ。

コンデンサには、固体コンデンサ、可変コンデンサがあるよ。

特徴は次の通りだよ。

コンデンサ	
特徴	・充電と放電が瞬時にできる。 ・直流は通さないが交流は通す。 ・交流は周波数が高いほど通しやすい。
耐電圧	・コンデンサに電圧を加えると、電極に電流が蓄えられる。電極間の電圧を高くしていくと、ある電圧で放電する。これを絶縁破壊である。この状態では、コンデンサは通電状態になる。コンデンサがどの程度まで耐えることができるかをコンデンサの耐電圧という。
並列接続	$C = \frac{Q}{V} = C_1 + C_2 + C_2 \quad [F]$

直列接続	$C = \dfrac{Q}{V} = \dfrac{1}{\frac{1}{c_1}+\frac{1}{c_2}+\frac{1}{c_3}}\ [F]$	
電流と電荷	t秒間にQ [C] の電気量が通過するとき電流 I は $I = \dfrac{Q}{t}\quad [A]$	

【問題 19】 静電容量 C_1 = 20 [μF]、C_2 = 30 [μF]、C_3 = 50 [μF] のコンデンサを直列に接続して電圧 V = 100 [V] を得た。V_1 はどれか。

1. 20
2. 30
3. 48.4
4. 32.3
5. 19.3

【解説 19】

1. 20 　　→ 　×
2. 30 　　→ 　×
3. 48.4 　→ 　○
4. 32.3 　→ 　×
5. 19.3 　→ 　×

全合成容量 C [μF] は合成式より

　C = 9.68 [μF]

両端の電気量 Q は

　Q = CV = 9.68×10^{-6}×100 = 9.68×10^{-4} 　[C]

　したがって、V_1 は

$$V_1 = \frac{Q}{C_1} = \frac{9.68\times10^{-4}}{20\times10^{-6}} = 48.4\quad [V]$$

【問題 20】　2 秒間に 10 [C] の電荷が移動したときに生じる電流 [μA] は
どれか。

1. 5×10^4
2. 1×10^5
3. 5×10^5
4. 1×10^6
5. 5×10^6

【解説 20】

1. 5×10^4　　→　×
2. 1×10^5　　→　×
3. 5×10^5　　→　×
4. 1×10^6　　→　×
5. 5×10^6　　→　○

$I = \frac{Q}{t}$　[A]　より

$I = \frac{10}{2} = 5 \ [A] = 5 \times 10^6 \ [\mu A]$

b. 静電誘導

静電誘導ってなぁ～に？

導体を電荷または帯電した物体に近づけると、導体の電荷に近い側には電荷と反対符号
の電荷が現れ、導体の電荷から遠い側には電荷と同符号の電荷が現れる現象だよ。
導体を電界の中に置いたとき、導体上の電荷が移動して導体全体が再び等電位となる現
象だよ。

クーロンの法則ってなぁ～に？

2 つの点電荷に働く力の法則のことだよ。
2 つの点電荷に働く力（静電力）は両電荷（電気量）の積に比例し、電荷間の距離の 2
乗に反比例するのだよ。

$f = k \frac{Q_1 Q_2}{r^2}$　[N]

$k = \frac{1}{4\pi\varepsilon} \fallingdotseq 9 \times 10^9$　であるから

$$f = 9 \times 10^9 \times \frac{Q_1 Q_2}{r^2} \ [N]$$

ただし、k は比例定数であり、$k = \frac{1}{4\pi\varepsilon}$、$\varepsilon$ は誘電率である。真空の場合、誘電率 $\varepsilon_0 =$ 8.855×10^{-12} [F/m] である。空気中に電荷がある場合、誘電率は真空中と同じに考えてよい。

【問題 21】 $Q_1 = 2 \times 10^{-2}$ [C]、$Q_2 = 8 \times 10^{-2}$ [C] の電荷が 2 [m] の距離にあるとき、この電荷間に働く力 [N] はどれか。

1. 36×10^4
2. 40×10^4
3. 36×10^5
4. 40×10^5
5. 36×10^6

【解説 21】
1. 36×10^4 →   ×
2. 40×10^4 →   ×
3. 36×10^5 →   ○
4. 40×10^5 →   ×
5. 36×10^6 →   ×

$$f = 9 \times 10^9 \times \frac{Q_1 Q_2}{r^2} \ [N] \quad \text{より}$$

$$f = 9 \times 10^9 \times \frac{2 \times 10^{-2} \times 8 \times 10^{-2}}{2^2} = 36 \times 10^5 \ [N]$$

---

c. コンデンサ回路

コンデンサ回路ってなぁ～に？

コンデンサ倍電圧回路はグライナッヘル回路ともいうよ。

コンデンサ回路は何に使用されているの？

コンデンサ式 X 線装置などに使用されているよ。
X 線はコンデンサにいったん電圧を充電し、その電圧を印加して発生させているよ。

コンデンサ X 線装置の特徴ってなぁ～に？

次の通りだよ。

コンデンサ X 線装置の特徴
・三極 X 線管が使用され、撮影時間は管電圧の波尾切断により制御される。
・電源事情が悪い場所の X 線撮影に適している。
・電源電圧の変動は充電時間に影響するが、定格出力には関係しない。
・最大管電流は X 線管の許容負荷によって制限される。
・断層撮影や連続撮影に適していない。
・管電圧は撮影時間の経過とともに低下し、mAs 値と X 線出力は比例しない。
・暗流 X 線が発生するので、X 線防護が必要である。

コンデンサ X 線装置に関係した式を教えて！

次の通りだよ。

コンデンサ X 線装置に関係した式	
コンデンサ式 X 線装置の充電電気量	$Q = CV$
コンデンサ式 X 線装置の放電電気量	$mAs = C(V_1 - V_2)$ V_1：充電電圧 V_2：波尾切断電圧 C：コンデンサ容量
コンデンサ装置の mAs と管電圧の関係	$Q[mAs] = C[\mu F] \times (V_1 - V_2) [kV]$
キャパシタンスの電圧と電流の関係	$I = \dfrac{V}{Z} = \dfrac{V}{\frac{1}{j\varpi C}} = V \cdot J\varpi C$ ω：角速度（$\omega = 2\pi f$） j：位相を 90° を進める複素記号

コンデンサ

面積
S

距離d

蓄積電荷量 Q [C]

容量 C [F]

印加電圧V [V]

過渡現象ってなぁ～に?

電気回路にスイッチを入れてから電圧や電流が定常値に達するまでの時間的変化などをいうのだよ。

コンデンサ式 X 線装置の過渡現象ってなぁ～に?

コンデンサ式 X 線装置の過渡現象は上述のように次式で示されるよ。

$$i = e^A \cdot e^{-\frac{1}{CR}t}$$

ただし、A は積分係数である。

t = 0 における電流は $i_{r=0} = \frac{V}{R}$ なので次式が求まるよ。

$$i = \frac{V}{R} e^{-\frac{1}{CR}t}$$

時定数ってなぁ～に?

RC 回路で、スイッチをオンするとコンデンサに電荷が溜まっていき、V_{OUT} は徐々に V_{IN} に近づく。$V_{OUT} = V_{IN}$ の状態を平衡状態と呼び、平衡状態の 63.2%、つまり、$V_{OUT} = 0.632 \times V_{IN}$ になるまでの時間を時定数と呼ぶよ。

コンデンサ式 X 線装置では、放電は 37% に減少し、充電は 63% に回復する時間のことだよ。

RC 回路におけるコンデンサの充電電圧は以下の式で表されるよ。

$$V_{0ut} = V_{in}\left(1 - e^{-\frac{1}{CR}t}\right)$$

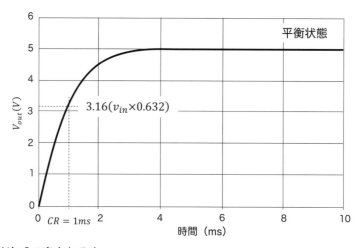

時定数 t は次式で表されるよ。

ここで、時間 t = 0 の電圧の初期値が V_0、経過した時間 t = t の電圧が V である。

$$t = CR \times log_e \frac{V_0}{V}$$

ここで、時間 t = 0 の電圧の初期値が V_0、経過した時間 t = t の電圧が V である。

波尾切断ってなぁ～に？

コンデンサ式 X 線装置は、コンデンサに蓄えた電荷を一度に放電する形式だよ。
波尾切断とは、低い電圧を使用せず、切り捨てることだよ。
充電時間は次式で表されるよ。

$$V = V_0 \cdot e^{-\frac{1}{CR}t}$$

ただし、V_0 は放電前電圧、V は時間経過した電圧、R は X 線管の抵抗、C はコンデンサ容量である。
放電時間は次式で表されるよ。

$$t = CR \times log_e \frac{V_0}{V}$$

この式は時定数と同じだね。

コッククロフト・ワルトン回路ってなぁ～に？

コッククロフト・ワルトン回路は直流高電圧を作るための回路だよ。
直流電圧によって高電圧を電極に与え、水素イオン（陽子）を加速するもので、コンデンサと整流器を何段か重ねることにより大気中で 1 MV 程度までの電圧を得ることができるよ。
出力電圧 V_0 はピーク入力電圧の 2 倍に段数 N をかけたもので与えられるよ。段数は出力とグラウンドの間に直列に配置されているコンデンサの数に等しいよ。V_p は入力電圧のピーク値である。

$$V_0 = 2NV_p$$

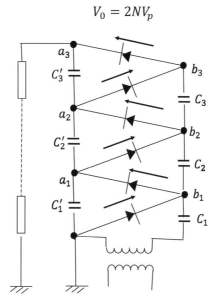

B. 磁気と変圧器

a. 磁石の性質

磁石の性質を教えて！

磁石は 2 つの磁極を持ち、双極性の磁場を発生させる源となる物体だよ。
磁石の性質は次の通りだよ。

磁石の性質
・物には、磁石に引き付けられる物と引き付けられない物がある。磁石に引き付けられる物には、磁石に付けると磁石になる物がある。 ・磁石の異極は引き合い、同極は退け合う。

磁場ってなぁ～に？

磁場が作用する空間のことだよ。
磁場の単位は T（テスラ）だよ。
G（ガウス）も使用されるよ。

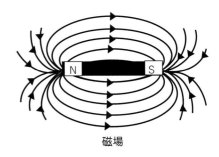

磁場

b. 磁束密度

磁束密度ってなぁ～に？

1 Wb の磁極から 1 本の磁束が出ているとすると、単位面積あたりに何本の磁束が貫いているかを表す量だよ。

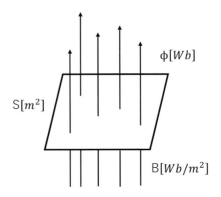

$\phi[Wb]$

$S[m^2]$

$B[Wb/m^2]$

磁束密度は次式で表されるよ。

$$B = \mu_0 H \quad [\text{Wb/m}^2]$$

ここで、B は磁束密度、μ_0 は真空の透磁率、H は磁界である。

$$\Phi = BS \quad [\text{Wb}]$$

ここで、Φは磁束、B は磁束密度、S は面積である。

磁極の強さってなぁ〜に？

磁極の強さ F は、磁荷を m_1、m_2 として N 極と S 極の距離を r とすると次式で表されるよ。

$$F = k_m \cdot \frac{m_1 \cdot m_2}{r^2}$$

ここで、k_m は比例定数である。

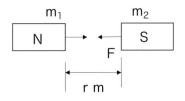

【問題 22】 面積 10 [cm^2] を貫く磁束が 5×10^{-3} [Wb] であるとき、磁束密度 [Wb/m^2] はどれか。

1. 1
2. 5
3. 10
4. 20
5. 30

【解説 22】

1. 1 → ×
2. 5 → ○
3. 10 → ×
4. 20 → ×
5. 30 → ×

$$B = \frac{\Phi}{S} = \frac{5 \times 10^{-3}[Wb]}{10\,[cm^2]} = 5\,[Wb/m^2]$$

c. 電流と磁気

直線電流の作る磁界ってなぁ～に？

電流が流れると導線の周りに同心円状に磁界が生じるよ。
電界の向きは、右ねじの進む向きに電流の流れる方向をとると回転方向と一致するよ。

磁界の強さ H [A/m] の磁界中に m [wb] の磁極を置く。これに働く力を F [N] とすると次式が求められる。

F = mH [N]

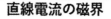

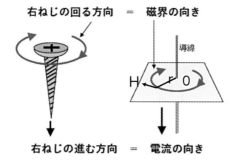

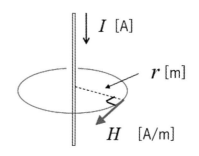

導線と垂直な平面内で O 点から r [m] の距離にある点 P の磁界の強さ H は次式で表される。

$$H = \frac{1}{2\pi r}$$

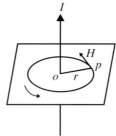

【問題 23】　5 A の電流から 20 cm 離れている点の磁界の強さ [A/m] は
　　　　　　どれか。

1. 0.398
2. 1.99
3. 3.98
4. 19.9
5. 39.8

【解説 23】
1. 0.398　　→　×
2. 1.99　　→　×
3. 3.98　　→　○
4. 19.9　　→　×
5. 39.8　　→　×

$$H = \frac{1}{2\pi r} \quad より$$

$$H = \frac{5}{2 \times 3.14 \times 0.2} = 3.98 \ [A/m]$$

ビオ・サバールの法則ってなぁ〜に？

電流 I が流れて導体の微小部分が作る磁界の強さ dH を表す法則だよ。

導体上の微小部分 ds に電流 I が流れている、ds と角 θ をなす距離 r[m] の点の磁界の強さは次式で求められる。

$$dH = \frac{1}{4\pi} \cdot \frac{I \cdot ds}{r^2} \cdot sin\theta \quad [A/m]$$

$$H = \frac{1}{4\pi r} \cdot 2 \cdot \int_0^{\frac{\pi}{2}} cos\phi \, d\phi = \frac{1}{2\pi r} \quad [A/m]$$

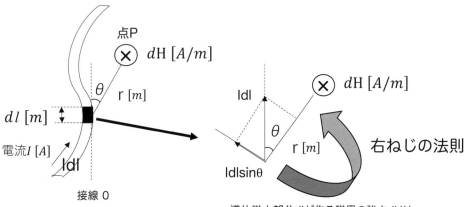

導体微小部分dlが作る磁界の強さdHは
電流片Idlのsin θの成分である。

ソレノイドの作る磁界ってなぁ～に？

導線を円筒状に巻いたコイルをソレノイドというよ。
ソレノイドに電流を流したとき、右ねじの法則が成り立つので多数の円形電流の作る磁場が発生するよ。
ソレノイドの外部では棒磁石と同じ磁場ができるので電磁石とも呼ばれるのだよ。

ソレノイドに作られる磁界の強さ H は次式で表される。

$$H = nI \ [AT/m]$$

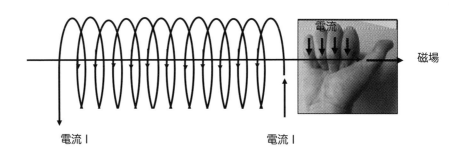

電流 I　　　　　　　　　　　　　　　　　　　電流 I

【問題 24】　長さ 40 cm のソレノイドに 1,000 回巻いている。これに 500 mA の電流を流したときのソレノイド内部の磁界の強さはどれか。
1.　75
2. 100
3. 125
4. 150
5. 175

【解説 24】
1.　75　　→　×
2. 100　　→　×
3. 125　　→　○
4. 150　　→　×
5. 175　　→　×

$$H = nI = \frac{N}{d}I = \frac{1000}{0.4} \times 0.05 = 125 \ [AT/m]$$

電流が磁界から受ける力ってなぁ〜に？

電流が磁界から受ける力の向きと大きさは磁界の中を電流が流れると、導線は決まった方向に力を受けて動くよ。

この力の向きは、常に電流、磁界の向きに垂直だよ。

導線の長さを l、導線と磁界のなす角度を θ [rad] とし、磁束密度を B [wb/m^2] とすれば、導線に働く力 F は次式で表される。

$$F = BIl\sin\theta \ [N]$$

・電流は左から右へ流れる。 　磁界は上から下の向き。 ・導線上の受ける力の向きを 　左手で考える。 　磁石の奥側に向かっている。 ・この向きに導線は力を受けて動く。 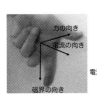	磁界の向きだけを変えたとき力は逆向きになる。	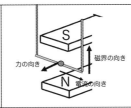	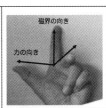
	電流の向きだけを変えたとき力は逆向きになる。	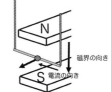	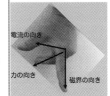
	電流と磁界の向きを変えたとき力は同じ向きになる。	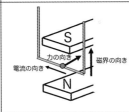	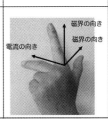

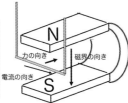
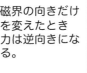

平行な導線間に働く力ってなぁ〜に？

平行な導線に電流 I_1、I_2 が流れるとき、r [m] の距離に作る平行な導線間に働く力 F は次式で表されるよ。

$$F = \mu_0 \cdot \frac{I_1 I_2}{2\pi r} \quad [N/m]$$

ここで、μ_0 は真空の透磁率（$\mu_0 = 4\pi \times 10^{-7}$）、$I_1$ は導体1に流れる電流 [A]、I_2 は導体2に流れる電流 [A]、r は導体間の距離 [m] である。

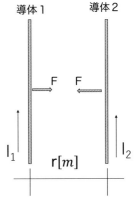

【問題25】　平行な導線を 20 cm 離して、反対向きに 10 [A]、10 [A] の電流を流すとき導線 50 cm の長さが受ける力 [N] はどれか。ただし、$\mu_0 = 1.26 \pi \times 10^{-6}$ とする。

1. 1×10^{-4}
2. 3×10^{-4}
3. 5×10^{-4}
4. 7×10^{-4}
5. 10×10^{-4}

【解説25】
1. 1×10^{-4}　　　→　　×
2. 3×10^{-4}　　　→　　×
3. 5×10^{-4}　　　→　　○
4. 7×10^{-4}　　　→　　×
5. 10×10^{-4}　　→　　×

$$F = \mu_0 \cdot \frac{I_1 I_2}{2\pi r} = 1.26 \times 10^{-6} \times \frac{10 \times 10}{2 \times 3.14 \times 0.2} \times 0.5 = 5.00 \times 10^{-4} \quad [N]$$

ローレンツの力ってなぁ～に？

磁界内を運動する荷電粒子に磁界から働く力のことだよ。
その方向は磁界と速度ベクトルで定まる面に直角となるのだよ。
粒子が磁界に垂直に入射したときは等速円運動となり、その力の大きさは、電気量と速度と磁束密度の積に等しいので、円の半径は粒子の比電荷に反比例するよ。
ローレンツ力の大きさと向きは以下のように定義されるよ。

$F = BeV sin\theta$

ただし、B は磁束密度 [Wb/m^2]、e は θ の電荷 [C]、V は荷電粒子の速度、θ は磁界と荷電粒子の運動方向のなす角である。
$\theta = 90°$ の場合は次式になる。

$F = BeV$

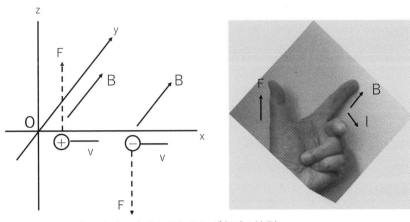

ローレンツ力の向きとフレミング左手の法則

d. 電磁誘導

電磁誘導ってなぁ～に？

電磁誘導とは、磁束が変動する環境下に存在する導体に電位差が生じる現象だよ。
このとき発生した電流が誘導電流だよ。
コイルに磁石を出し入れすると、コイルには電流が流れるよ。これは、コイル内の磁界が変化するために起こる現象なのだよ。
すなわち、電磁誘導とは磁界の変化によってコイルに電流が流れる現象だよ。

誘導起電力ってなぁ～に？

誘導起電力は電流が流れるときには電圧が生じているため、誘導起電力は電磁誘導によって生み出された電圧のことだよ。
磁石を動かすことでコイルの中を通る磁束が変化したときにだけ電流が流れるよ。

磁石もコイルも動かさない状態では電流は一切流れないよ。
磁石を速く動かすほど大きなエネルギーを与えられるので誘導電流も大きくなるよ。
コイルの巻き数が多いと誘導される電流も比例するように大きくなるよ。
誘導起電力 e は、次の式で表されるよ。

$$e = -N\frac{\Delta\phi}{\Delta t} \ [V]$$

ここで、N はコイルの巻数、Δφはコイルの磁束の変化量、Δ t は時間間隔である。

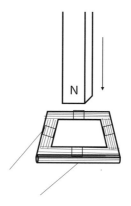

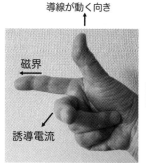

導線が動く向き

磁界

誘導電流

フレミングの右手の法則

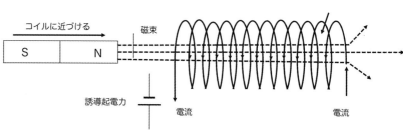

コイルに近づける

磁束

誘導起電力

電流　　　　　　　　　　　　　　　電流

【問題 26】　巻数 400 回のコイルを貫く磁束が 0.1 秒間に 3×10^{-3} [Wb] から 5×10^{-3} [Wb] まで変化したとき、コイルに生じる誘導起電力 [V] はどれか。

1. 1
2. 3
3. 5
4. 8
5. 10

【解説 26】

1.　1　　→　×
2.　3　　→　×
3.　5　　→　×
4.　8　　→　○
5.　10　→　×

$$e = -N\frac{\Delta\phi}{\Delta t} = 400 \times \frac{(5-3)\times 10^{-3}}{0.1} = 8[V]$$

自己誘導ってなぁ～に？

電磁誘導は自分自身が作る磁界が変化したときに起こるよ。
磁界の強さは電流に比例するが、磁力線の形は電流が変化しても変わらないのだよ。
自己インダクタンス L [H] は次の式で表されるよ。

$$L = \frac{N\phi}{I} \ [H]$$

ここで、I は電流、φ は磁束である。

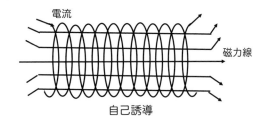

【問題 27】 巻数が 100 回のコイルに 5 [A] の電流を流したとき、0.02 [Wb] の磁束が生じた。コイルの自己インダクタンスはどれか。

1. 0.1
2. 0.2
3. 0.4
4. 0.6
5. 0.8

【解説 27】

1. 0.1 → ×
2. 0.2 → ×
3. 0.4 → ○
4. 0.6 → ×
5. 0.8 → ×

$$H = \frac{N\phi}{I} = \frac{100 \times 0.02}{5} = 0.4 \ [H]$$

相互誘導ってなぁ〜に？

相互誘導は、電磁気学における現象の一つ。2 つのコイルが磁気的に結合しているとき、2 つのコイルに流れる電流が互いに影響を及ぼす現象だよ。
相互インダクタンス M［H］は次の式で表されるよ。

$$M = \frac{N_2\phi}{I} \ [H]$$

ここで、N_2 は二次側のコイルの巻き数、φは磁束、I は電流である。

一次コイルに交流電流を接続すると磁束が変化するので、
二次コイルに交流起電力が発生する。

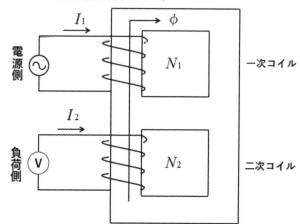

【問題 28】 コイル N_1（巻数 400 回）とコイル N_2（巻数 500 回）とが環状鉄心に巻いているとき、コイルに 5［A］の電流を流したところ、鉄心中の磁束密度が 2×10^{-3}［wb］になった。コイル N_1、N_2 間の相互インダクタンス L［H］はどれか。

1. 0.1
2. 0.2
3. 0.4
4. 0.6
5. 0.8

【解説 28】
1. 0.1　　→　×
2. 0.2　　→　○
3. 0.4　　→　×
4. 0.6　　→　×
5. 0.8　　→　×

$$H = \frac{N\phi}{I} = \frac{100\times2\times10^{-3}}{5} = 0.2 \ [H]$$

e. 磁化曲線

 磁化曲線ってなぁ～に？

磁化曲線は磁性体を磁化するときの磁界の強さと、それに対応する磁化の大きさとの関係を示す曲線のことだよ。

常磁性体では直線的になるよ。

強磁性体では非直線で、また、磁界を増減するときの磁化の変化は非可逆的なヒステリシス曲線とよばれる形になるよ。

強磁性体は外部の磁場により磁石になりやすい鉄、ニッケル、コバルトなどの物質だよ。

透磁率は、曲線状上の任意の点を結んだ直線の傾きのことだよ。

$$透磁率 = \frac{磁束密度}{保磁力}$$

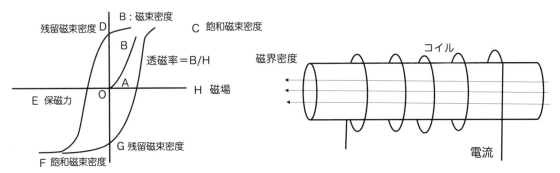

f. 変圧器の原理

 変圧器の原理を教えて！

変圧器はトランスともいわれるよ。

変圧器の原理は入力側の一次コイルに交流電圧が流れると、出力側の二次コイルに電圧が発生し、それぞれのコイルの巻数によって電圧を自由に変えられる、という仕組みとなっているよ。

原理は「電磁誘導作用（ファラデーの法則）」にあるよ。

入力側の一次コイルに電圧を加えると交流電流が流れ、鉄心に磁束が発生するアンペールの法則に従うよ。

エネルギーは入力側と出力側で変化しないので、入力電圧×入力電流＝出力電圧×出力電流だよ。

$$\frac{I_1}{I_2} = \frac{V_2}{V_1} = \frac{N_2}{N_1} = \frac{1}{a}$$

ただし、a は巻線比である。

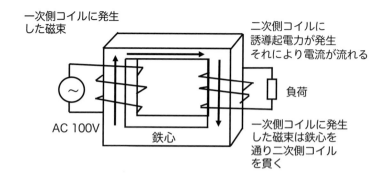

一次側コイルに発生した磁束

二次側コイルに誘導起電力が発生それにより電流が流れる

負荷

AC 100V

鉄心

一次側コイルに発生した磁束は鉄心を通り二次側コイルを貫く

【問題29】 変圧器の一次コイルと二次コイルの巻き数の比は、$N_1 : N_2 =$ 1：100である。変圧器の二次コイルに1［μΩ］の負荷を接続し、一次コイルに100［V］の電圧を加えたとき、二次コイル端子の電圧［V］はどれか。

1. 10^2
2. 10^3
3. 10^4
4. 10^5
5. 10^6

【解説29】

1. 10^2 → ×
2. 10^3 → ×
3. 10^4 → ○
4. 10^5 → ×
5. 10^6 → ×

$$V_2 = \frac{N_2}{N_1}V_1 = \frac{100}{1} \times 100 = 10^4 \quad [V]$$

C. 整流回路

a. 整流方式

整流回路にはどういうものがあるの？

整流回路には、二極真空管を用いた自己整流回路、単相整流回路、三相整流回路、倍電圧整流回路などがあるよ。

脈動率ってなぁ〜に？

脈動率は、直流安定化電源などで出力された直流に含まれる交流成分の割合を表しているよ。

リプル百分率ともいうよ。

言い換えれば、整流は波形中に含まれる交流成分を表しているのだよ。

脈動率 γ は次のように表されるよ。

$$\gamma = \frac{I_a}{I_d} \times 100 \ \left[\%\right]$$

ここで、I_a は交流電流の実効値、I_d は直流分電流である。

または、$\gamma = \frac{V_{max} - V_{min}}{V_{max}} \times 100 \ \left[\%\right]$

ここで、V_{max} は電圧最大値、V_{min} は電圧最小値である。

電圧変動率ってなぁ〜に？

電圧変動率は負荷電流の変化によって電圧が変動する現象だよ。

言い換えると、出力端子側の電圧が変動する割合のことだよ。

電圧変動率 V_r は次のように表されるよ。

$$V_r = \frac{V_0 - V_L}{V_L} \times 100 \ \left[\%\right]$$

ここで、V_0 は無負荷時電圧、V_L は負荷時電圧である。

整流効率ってなぁ〜に？

整流効率は、整流回路での交流入力電力と直流出力電力の比だよ。

整流効率は次のように表されるよ。

$$\eta = \frac{P_a}{P_d} \times 100 \ \left[\%\right]$$

ここで、P_a は直流出力電力、P_d は交流入力電力である。

整流回路の種類を教えて！

次のようだよ。

整流方式	特徴と整流回路
半波整流回路	・ダイオードが 1 個ですむ、最も簡単な回路である。 ・小電流負荷の場合によく使用される。 ・出力リップルは電源周波数と同じになる。 ・ダイオードの逆耐電圧は、トランス二次側交流電圧の 3 倍以上必要である。
単相全波整流回路	・センタ・タップ付のトランスを使って、半波整流で利用しなかった残りの半サイクルも整流する回路である。 ・出力リップルは電源周波数の 2 倍になる。 ・ダイオードの逆耐電圧は、トランス二次側交流電圧の 3 倍以上必要である。 ・チョーク入力は負荷変動が小さいことが特徴である。
単相全波整流回路 （ブリッジ型）	・ダイオード 4 個を使って整流する回路である。 ・出力リップルは電源周波数の 2 倍になる。 ・ダイオードの逆耐電圧は、トランス二次側交流電圧の 1.5 倍以上必要である。
全波倍電圧整流回路	・半波整流回路を 2 組直列にした回路である。 ・小電流負荷で高い電圧が必要な場合に使用される。 ・出力リップルは電源周波数の 2 倍になる。 ・ダイオードの逆耐電圧は、トランス二次側交流電圧の 3 倍以上必要である。

インバータ式回路	・インバータユニットは方形波形（非共振形）と共振形がある。 ・エネルギー供給方法から、電源設備から交流電圧を使用する変圧器形と、コンデンサや蓄電池から供給するエネルギー蓄積形に分類される。 ・エネルギー蓄積形は車載型や移動型として利用できる。 ・単相もしくは三相交流を整流回路と平滑回路によって直流電流に変換（AC/DC コンバータ）できる。 ・直流電圧をインバータ回路で交流電圧に変換する。 ・高電圧変圧器で昇圧し、整流することで完全直流に近い管電圧を得る。 ・X 線は発生効率が高い。 ・高電圧変圧器の小型化が可能である。 ・1 ms 程度の短時間制御が可能である。 ・フィードバック制御により短時間で管電圧、管電流を一定に制御できる。 ・常に安定した X 線照射が可能である。 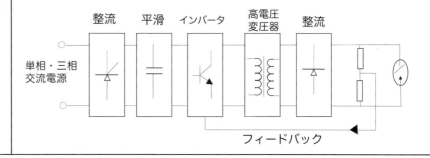

b. 波形の観測

整流回路の観測波形を教えて！

次のようだよ。

半波整流回路	二次側電圧 V_i の正の半サイクルのみ、出力電圧 V_0 に現れている。 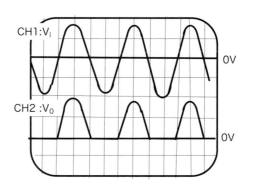

単相全波整流回路	出力電圧 V_0 は全波整流されている。V_0 の最大値は交互に凸凹な波形になっている。
単相全波整流回路 （ブリッジ型）	V_0 は全波整流され、センタータップ付き変圧器を用いた場合と異なり、凸凹がない。
正負電圧が同時に取り出せるブリッジ全波整流回路	正の出力電圧 $V_0{}^+$ と負の出力電圧 $V_0{}^-$ が全波整流で現れている。

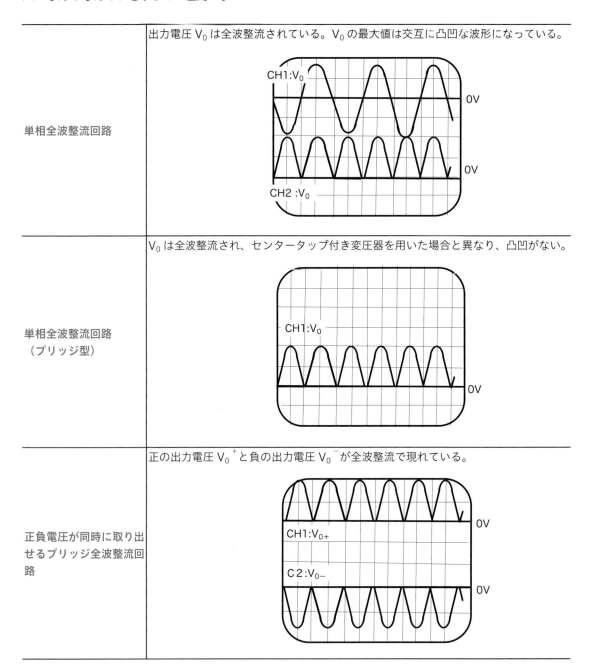

AC（交流電圧）を DC（直流電圧）に変換する整流方法には、全波整流と半波整流がある。どちらも、ダイオードの正方向しか電流を流さないという特性を利用して整流を行う。以下に全波整流と半波整流の電圧波形を示す。

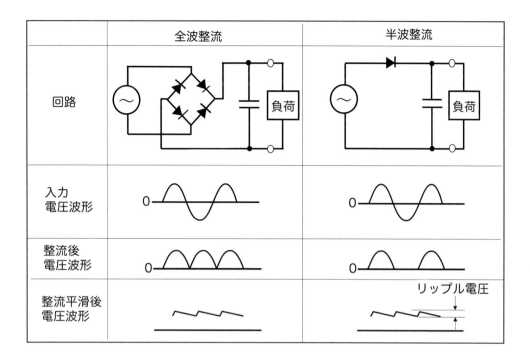

	全波整流	半波整流
回路		
入力電圧波形		
整流後電圧波形		
整流平滑後電圧波形		リップル電圧

D. 二極真空管

a. 構造

　二極真空管の役割はなぁ〜に？

電子を放出する電極（陰極）を高温にして、熱電子放出効果により陰極表面から比較的低い電圧で容易に電子を放出させ、この電子を電界や磁界により制御することで増幅、検波、整流、発振、変調などができるよ。

　二極真空管の構造はどうなっているの？

真空のガラス容器に、プレートとフィラメントと呼ぶ2つの電極から成り立っているのだよ。

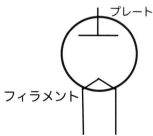

b. 電圧電流特性

二極真空管の電圧電流特性を教えて！

前述の通り、二極真空管とは、陰極のフィラメントと陽極の金属板とを封入した真空管だね。これは、X 線管そのものだね。
二極真空管の特性は X 線管の特性だね。

初速度領域	・陽極電圧は負、陽極電流は正である。 ・陽極電流は熱電子の初速度で決まる。
空間電荷制限領域	・陽極電圧は正である。 ・電圧に応じて電流が変化する。 ・空間電荷によって陽極に到達できる電子が制限される領域である。 ・陽極電流 I_P と陽極電圧 V_P の間は以下の関係になる。 　　$I_P \propto \dfrac{V_p^{3/2}}{d^2}$　　　d：電極間距離
温度制限領域 （飽和領域）	・ある程度まで電圧を高くするとほぼすべての熱電子が陽極に到達するため陽極電流が飽和する領域である。 ・陽極電流が陰極フィラメントの温度によって制限を受ける領域である。 ・熱電子のほとんどが陽極に到達するため、陽極電流が飽和している。 ・陽極電流を増加させるためには陰極フィラメントの温度を上げる。

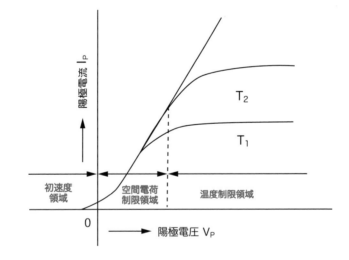

【問題 30】　二極真空管の特性曲線を示す。正しいのはどれか。

1. （1）は電流が流れない領域である。
2. （2）は陽極電流が陽極電圧の 3/2 乗に比例する領域である。
3. （2）は陰極温度に制限された電流が流れる領域である。
4. （3）は空間電荷に制限された電流が流れる領域である。
5. T_1 は T_2 に比べてフィラメント加熱電流が多い。

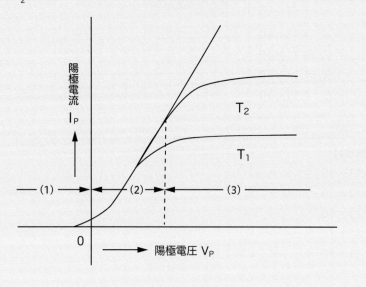

【解説 30】

1. （1）は電流が流れない領域である。　　　　　　　　　　　→　×
2. （2）は陽極電流が陽極電圧の 3/2 乗に比例する領域である。　→　○
3. （2）は陰極温度に制限された電流が流れる領域である。　　　→　×
4. （3）は空間電荷に制限された電流が流れる領域である。　　　→　×
5. T_1 は T_2 に比べてフィラメント加熱電流が多い。　　　　→　×

c. パービアンス

パービアンスってなぁ〜に？

パービアンスは、真空管の電極構造で決まる定数のことだよ。

二極真空管で、陽極に到達する電子数は、電子の密度（V_p に比例）と走行速度（$\sqrt{V_p}$ と
の積に比例するよ。

陽極電流 I_p は次式で表されるよ。

$$I_P = KV_p\sqrt{V_p} = KV_p^{\frac{3}{2}}$$

　上式の K がパービアンスで、電極の形と寸法で決まる定数だよ。この式は 3/2 乗則と呼ばれるよ。

【問題 31】　二極真空管の空間電荷領域における陽極電圧 V_p が 20 [V] のとき、陽極電流 I_p が 100 [mA] であった。V_p が 25 [V] のとき、パービアンス K [A/V$^{3/2}$] はどれか。

1. 1.11×10^{-1}
2. 1.11×10^{-2}
3. 1.11×10^{-3}
4. 1.11×10^{-4}
5. 1.11×10^{-5}

【解説 31】

1. 1.11×10^{-1}　　→　×
2. 1.11×10^{-2}　　→　×
3. 1.11×10^{-3}　　→　○
4. 1.11×10^{-4}　　→　×
5. 1.11×10^{-5}　　→　×

$$I_P = KV_p^{\frac{3}{2}} = K \times 25^{\frac{3}{2}}$$

$$K = \frac{I_P}{V_p^{\frac{3}{2}}} = \frac{100 \times 10^{-3}}{20^{\frac{3}{2}}} = \frac{100 \times 10^{-3}}{\left(\sqrt{20}\right)^3} \fallingdotseq 1.11 \left[A/V^{\frac{3}{2}}\right]$$

3. 練習問題

注）「練習問題」の解答欄の○×は、問題に対しての○×を記述しています。

 Q 001　図の回路で、100 V に充電した 2 μF のコンデンサ C_1 がある。この端子 a、b に全く充電していない 3 μF のコンデンサ C_2 の端子 c、d を接続したとき、コンデンサ C_1 の端子電圧 [V] はどれか。ただし、充電電荷の漏れはないものとする。

1. 10
2. 20
3. 30
4. 40
5. 50

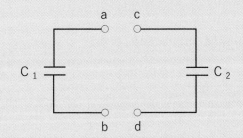

1. 10　　　→　　×
2. 20　　　→　　×
3. 30　　　→　　×
4. 40　　　→　　○
5. 50　　　→　　×

C_1 の充電電荷を求める。　$Q_0 = C_1 \times V_0$ より
　$Q_0 = 2 \times 10^{-6} \times 100 = 200 \times 10^{-6}$ [C]
また、回路全体の電圧を V とすると、$Q = (C_1 + C_2) \times V$ になる。
ここで、$Q = Q_0$、C_1、C_2 を代入すると
　$200 \times 10^{-6} = (2 \times 10^{-6} + 3 \times 10^{-6}) \times V$
　$V = 40$ [V]

解答　→ 4

 Q 002　真空中に + 0.5 Wb の磁荷から 1 m 離れた磁界の大きさを 1 とした場合、+ 0.8 Wb の磁荷から 2 m 離れた磁界の大きさはどれか。

1. 0.4
2. 1.25
3. 2.5
4. 4.0
5. 6.25

1. 0.4	→	○
2. 1.25	→	×
3. 2.5	→	×
4. 4.0	→	×
5. 6.25	→	×

磁場 m [Wb] から距離の R [m] の磁界の強さはクーロンの式で求める。

$$H = \frac{m}{(4\pi\mu_0) \cdot R^2} \ [A/m] \quad より$$

$$1 = \frac{0.5}{(4\pi\mu_0) \cdot 1^2} \ [A/m] \qquad 4\pi\mu_0 = 0.5$$

$$H = \frac{0.8}{0.5 \cdot 2^2} = 0.4$$

解答　→ 1

Q003　導線の断面積を 3 倍にしたとき、電気抵抗は元の何倍か。

1. $\frac{1}{9}$

2. $\frac{1}{3}$

3. 1

4. 3

5. 9

---

1. $\frac{1}{9}$	→	×
2. $\frac{1}{3}$	→	○
3. 1	→	×
4. 3	→	×
5. 9	→	×

導体の抵抗 R は次式で表される。

$$R = \rho \frac{l}{S} \qquad より$$

$$R = \rho \frac{l}{3s} = \frac{R}{3}$$

したがって、元の電気抵抗の 1/3 になる。

解答　→ 2

Q 004 回路に流れる電流 [A] はどれか。ただし、電池の内部抵抗は無視する。

1. 0
2. 0.20
3. 0.33
4. 0.60
5. 1.00

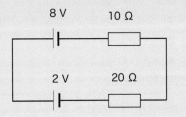

1. 0   → ×
2. 0.20   → ○
3. 0.33   → ×
4. 0.60   → ×
5. 1.00   → ×

合成電圧 E [V] を求める。
　E [V] = 8−2 = 6 [V]
合成抵抗 R [Ω] を求める。
　R [Ω] = 10+20 = 30 R [Ω]
電流はオームの法則により

$$I[A] = \frac{E}{R} = \frac{6}{30} = 0.2[A]$$

解答　→ 2

 Q 005 図の回路の R_1 で消費される電力は R_2 で消費される電力の何倍か。

1. 0.25
2. 0.5
3. 1
4. 2
5. 4

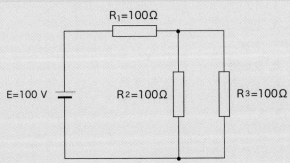

1. 0.25　　→　×
2. 0.5　　 →　×
3. 1　　　 →　×
4. 2　　　 →　×
5. 4　　　 →　○

全抵抗値を求める。

$$R = 100 + 100 \times \frac{100}{100 + 100} = 150 [\Omega]$$

R_1 に流れる電流 I_1 を求める。

$$I_1 = \frac{100}{150} = \frac{2}{3} [A]$$

R_1（$= RI^2$）の消費電力 P_1（$= R_1 I_1{}^2$）を求める。

$$P_1 = 電圧 \times 電流 = 100 \times \left(\frac{2}{3}\right)^2$$

ここで、R_2 に流れる電流は I_1 の 50％が分流するため、

$$P_2 = 電圧 \times 電流 = 100 \times \left(\frac{2}{3} \times 0.5\right)^2$$

ここで、

$$\frac{P_1}{P_2} = \frac{100 \times \left(\frac{2}{3}\right)^2}{100 \times \left(\frac{2}{3} \times 0.5\right)^2} = 4$$

解答　→ 5

Q006 図の回路で電圧増幅度 V_0/V_i はどれか。

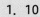
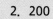

1. 10
2. 200
3. 201
4. 2,000
5. 20,001

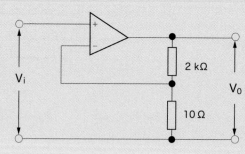

V_i　　　2 kΩ　　V_0

10 Ω

---

1. 10　　　　 →　×
2. 200　　　 →　×
3. 201　　　 →　○
4. 2,000　　→　×
5. 20,001　 →　×

回路より

$Z_1 = 10\,[\Omega]$、$Z_2 = 2 \times 10^3\,[\Omega]$ とする。

電圧増幅度 V_0/V_i は次の通りである。

$$\frac{V_0}{V_i} = \frac{(Z_1 + Z_2)}{Z_1} = \frac{(10 + 2000)}{10} = 201$$

解答　→ 3

Q 007 10 進数 0.6875 を 2 進数に変換したのはどれか。

- [ ]
- [ ]
- [ ]

1. 0.0101
2. 0.0111
3. 0.1001
4. 0.1011
5. 0.1101

---

1. 0.0101	→	×
2. 0.0111	→	×
3. 0.1001	→	×
4. 0.1011	→	○
5. 0.1101	→	×

—10 進数 0.6875 を 2 進数に変換—

2 進数とは、「0」と「1」の 2 種類の数字を用いてすべての数を表現する。10 進数
では 0 から数えて「9」の次は位が上がるが、2 進数では「1」の次にくる位は「10」、
その次は「100」というように、位が上がれば、その新しい桁は「1」となり、それ以
下の桁はすべて「0」となる。

方法は、10 進数の小数点以下を 2 倍にし、1 より大きくなれば 1、小さくなれば 0
とする。計算結果が 0 になるまで繰り返す。

0.6875×2 = 1.375	➡	1
(1.375−1)×2 = 0.75	➡	0
0.75×2 = 1.5	➡	1
(1.5-1)×2 = 1	➡	1

よって

10 進数 0.6875 は 2 進数では、0.1011 で表せる。

解答　→ 4

008　図のヒステリシス曲線で正しいのはどれか。2つ選べ。

1. B_r は保持力である。
2. 永久磁石には B_r が低い材料が適している。
3. 電磁石の鉄心には H_c が小さい材料が適している。
4. 発生する熱エネルギーはループ面積に比例する。
5. 電磁石の鉄心にはループ面積の大きい材料が適している。

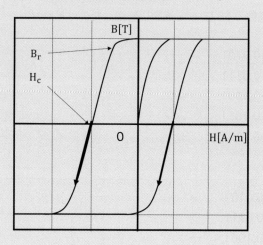

1. B_r は保持力である。　　　　　　　　　　→　×　B_r は残留磁束密度
2. 永久磁石には B_r が低い材料が適している。　→　×　B_r の高い材料が適する
3. 電磁石の鉄心には H_c が小さい材料が適している。→　○
4. 発生する熱エネルギーはループ面積に比例する。　→　○
5. 電磁石の鉄心にはループ面積の大きい材料が適している。
　　　　　　　　　　　　　　　　　　　　→　×　小さい材料が適する

解答　→ 3、4

009　A、B間の電位差が20Vの2点間でHe原子核（電荷：＋$3.2×10^{-19}$C）高電位側へ運ぶのに必要な仕事量［J］はどれか。

1. $1.6×10^{-19}$
2. $3.2×10^{19}$
3. $1.6×10^{18}$
4. $3.2×10^{-18}$
5. $6.4×10^{-18}$

1. 1.6×10^{-19} → ×
2. 3.2×10^{19} → ×
3. 1.6×10^{18} → ×
4. 3.2×10^{-18} → ×
5. 6.4×10^{-18} → ○

必要な仕事量 [J] は次の通りである。

仕事量 [J] = 電荷 [C] × 電位差 [V] = $3.2 \times 10^{-19} \times 20 = 6.4 \times 10^{-18}$

解答 → 5

 010 電圧 100 V の直流電源に負荷抵抗を接続して 30 分間通電したところ、1800 kJ のエネルギーを消費した。この負荷抵抗に流れた電流はどれか。

☑
☑
☑

1. 0.01
2. 5
3. 10
4. 300
5. 600

1. 0.01 → ×
2. 5 → ×
3. 10 → ○
4. 300 → ×
5. 600 → ×

熱量は次式で求められる。

$$H\,[J] = R \times I^2 \times t = \left(\frac{V}{R}\right)^2 \times R \times t$$

よって、負荷抵抗 R[Ω] は

$$1800 \times 10^3 = \frac{100^2}{R^2} \times R \times 30 \times 60$$

$$R = \frac{10^4 \times 1800}{1800 \times 10^3} = 10\,[\Omega]$$

負荷抵抗に流れた電流はオームの法則より

$$I = \frac{V}{R} = \frac{100}{10} = 10\,[A]$$

解答 → 3

011　磁束密度の単位で正しいのはどれか。2 つ選べ。

1. Wb
2. Am^{-1}
3. Wbm^{-2}
4. NA
5. T

1. Wb	→	×
2. Am^{-1}	→	×
3. Wbm^{-2}	→	◯
4. NA	→	×
5. T	→	◯

磁束密度の単位はテスラ（1 T = 10,000 ガウス）であり、Wb/m^2 が一般的である。

解答　→ 3、5

 012　図の回路でコンデンサは 4.8 kV に充電されている。スイッチ S を閉じてから 0.1 秒後の回路電流 [mA] はどれか。ただし e = 2.7 とする。

1. 0
2. 1.8
3. 2.4
4. 3.6
5. 4.8

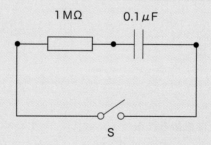

1. 0	→	×
2. 1.8	→	◯
3. 2.4	→	×
4. 3.6	→	×
5. 4.8	→	×

回路電流を [A] とすると、

$$I[A] = \frac{E}{R} e^{-\frac{1}{\tau}t} \text{ が成り立つ。}$$

時定数は次式で表される。

$$\tau = RC = 1 \times 10^6 \times 0.1 \times 10^{-6} = 0.1 \; [s]$$

よって

$$I[A] = \frac{4.8 \times 10^3}{1 \times 10^6} e^{-\frac{1}{0.1}0.1} \fallingdotseq 1.8 \times 10^{-3}[A]$$

$$1.8 \times 10^{-3}[A] = 1.8 \; mA$$

解答　→ 2

Q 013　半導体で正しいのはどれか。2 つ選べ。

1. 温度が上昇すると導電率が大きくなる。
2. P 形半導体の多数キャリアは電子である。
3. N 形半導体の不純物はアクセプタである。
4. Si に As を加えた半導体は N 形半導体である。
5. PN 接合の空乏層には自由キャリアが存在する。

1. 温度が上昇すると導電率が大きくなる。　　　　　　　→　○
2. P 形半導体の多数キャリアは電子である。　　　　　　→　×　　正孔である
3. N 形半導体の不純物はアクセプタである。　　　　　　→　×　　不純物はドナーである
4. Si に As を加えた半導体は N 形半導体である。　　　→　○
5. PN 接合の空乏層には自由キャリアが存在する。　　　→　×　　存在しない

解答　→ 1、4

Q 014　ベン図の斜線部分に対応する論理式はどれか。

1. $x \cdot y$
2. $x + y$
3. $\overline{x \cdot y}$
4. $\overline{x + y}$
5. $\overline{x} \cdot y$

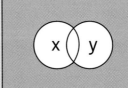

1. x・y　→　×
2. x+y　→　×
3. $\overline{x \cdot y}$　→　×
4. $\overline{x+y}$　→　○
5. $\overline{x} \cdot y$　→　×

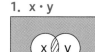
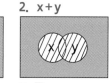

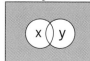

解答　→ 4

Q015 電気に関する量と単位の組み合わせで正しいのはどれか。2つ選べ。

1. 電位　　　　　—— J/C
2. 静電容量　　　—— V/C
3. 電界の強さ　　—— A/m
4. 磁界の強さ　　—— N/C
5. インダクタンス —— Wb/A

1. 電位　　　　　—— J/C　　→　○
2. 静電容量　　　—— V/C　　→　×　C/V
3. 電界の強さ　　—— A/m　　→　×　N/C
4. 磁界の強さ　　—— N/C　　→　×　N/Wb
5. インダクタンス —— Wb/A　　→　○

解答　→ 1、5

Q016 2つの増幅器を直列に接続した回路を図に示す。増幅器1の電圧増幅度は10とする。入力電圧 V_i の値として0.2 mVの信号を加えたとき、出力電圧 V_0 の値は0.2 Vであった。増幅器2の電圧利得［dB］はどれか。

1. 10
2. 20
3. 40
4. 50
5. 60

V_i ——→ 増幅器1 ——→ 増幅器2 ——→ V_0

1. 10　　→　×
2. 20　　→　×
3. 40　　→　○
4. 50　　→　×
5. 60　　→　×

全体の増幅度は

$$\frac{0.2V}{0.2mV} = \frac{0.2V}{0.2 \times 10^{-3}} = 1000倍$$

増幅器 2 の増幅度は

$$\frac{1000}{10} = 100倍$$

100 倍を dB に換算すると
$$20 \log 100 = 40 \ [dB]$$

解答　→ 3

Q017 2 kΩの抵抗に 10 V の電圧を加えたとき、抵抗の消費電力 [mW] はどれか。

1. 5
2. 20
3. 50
4. 200
5. 500

1. 5　　→　×
2. 20　　→　×
3. 50　　→　○
4. 200　　→　×
5. 500　　→　×

オームの法則より
$$I[A] = \frac{V[V]}{R[\Omega]} = \frac{10}{2 \times 10^3} = 5 \times 10^{-3}$$

よって、消費電力 W は
W = I[A]×V[V] = 5×10⁻³×10 = 50×10⁻³ [W]
50×10⁻³ [W] = 50 [mW]

解答　→ 3

Q018 増幅器の電圧利得が 20 dB のとき出力電圧は入力電圧の何倍か。

1. 1
2. 10
3. 20
4. 50
5. 100

1. 1　　→　×
2. 10　　→　○
3. 20　　→　×
4. 50　　→　×
5. 100　→　×

電圧利得を G [dB]、出力電圧 V_{out}、入力電圧 V_{in} とすると

$$G = 20log_{10}\frac{V_{out}}{V_{in}}\ [dB]$$

したがって

$$20 = 20log_{10}\frac{V_{out}}{V_{in}}\ [dB]$$

$$\frac{V_{out}}{V_{in}} = 10$$

よって、10 倍である。

解答　→ 2

Q019 実効値が 10 A で位相が正弦波電圧 e = 100 sin（ωt）[V] より π/6 ラジアン遅れている正弦波電流の瞬時値を表す式はどれか。

1. $\frac{10}{\sqrt{2}}\sin\left(\varpi t - \frac{\pi}{6}\right)$

2. $\frac{10}{\sqrt{2}}\sin\left(\varpi t + \frac{\pi}{6}\right)$

3. $10\sin\left(\varpi t - \frac{\pi}{6}\right)$

4. $10\sqrt{2}\sin\left(\varpi t + \frac{\pi}{6}\right)$

5. $10\sqrt{2}\sin\left(\varpi t - \frac{\pi}{6}\right)$

1. $\dfrac{10}{\sqrt{2}}\sin\left(\varpi t - \dfrac{\pi}{6}\right)$ → ×

2. $\dfrac{10}{\sqrt{2}}\sin\left(\varpi t + \dfrac{\pi}{6}\right)$ → ×

3. $10\sin\left(\varpi t - \dfrac{\pi}{6}\right)$ → ×

4. $10\sqrt{2}\sin\left(\varpi t + \dfrac{\pi}{6}\right)$ → ×

5. $10\sqrt{2}\sin\left(\varpi t - \dfrac{\pi}{6}\right)$ → ○

電圧 e [V] と電流 i [A] は次式で表される。

$e = E_m \sin\omega t$ [V]　　$i = I_m \sin(\omega t + \Phi)$ [A]

ただし、E_m は起電力、I_m は電流の最大値。実効値 I は次式で求められる。

実効値 $I = \dfrac{最大値\,I_m}{\sqrt{2}}$

実効値 $I = 10$ より　　$I_m = 10 \times \sqrt{2} = 10\sqrt{2}$

電圧と電流の位相差は電流が電圧より $\pi/6$ 遅れているので

$10\sqrt{2}\sin\left(\varpi t - \dfrac{\pi}{6}\right)$ となる。

解答　→ 5

Q 020　積分特性を示す演算増幅器回路はどれか。

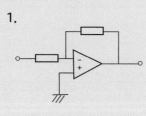
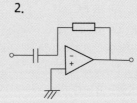

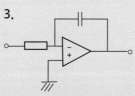
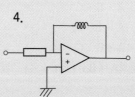

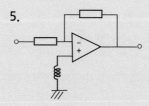

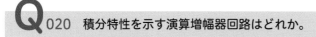

1.

電気・電子工学

2.

診療画像機器の基礎

3.

練習問題

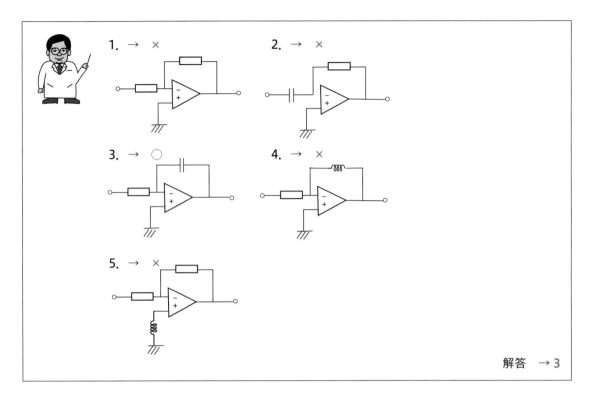

1.　→　×

2.　→　×

3.　→　○

4.　→　×

5.　→　×

解答　→ 3

Q021 論理式 $\overline{(A+B) \cdot C}$ と等しいのはどれか。

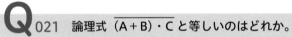

1. $\overline{A} \cdot \overline{B} + \overline{C}$
2. $A \cdot B \cdot \overline{C}$
3. $\overline{A} + \overline{B} + \overline{C}$
4. $A \cdot B + \overline{C}$
5. $(\overline{A} + \overline{B}) \cdot \overline{C}$

1. $\overline{A} \cdot \overline{B} + \overline{C}$　　→　○
2. $A \cdot B \cdot \overline{C}$　　→　×
3. $\overline{A} + \overline{B} + \overline{C}$　　→　×
4. $A \cdot B + \overline{C}$　　→　×
5. $(\overline{A} + \overline{B}) \cdot \overline{C}$　　→　×

$$\overline{(A+B)} = \overline{A} \cdot \overline{B}$$
$$\overline{(B \cdot C)} = \overline{B} + \overline{C} \quad より$$
$$\overline{(A+B) \cdot C} = \overline{(A+B)} + \overline{C} = \overline{A} \cdot \overline{B} + \overline{C}$$

解答　→ 1

Q022 電位 V [V] で加速された陽イオン（電荷 q [C]、質量 m [kg]）を B [T] の一様に垂直に入射させたとき、陽イオンの円運動の回転半径 [m] はどれか。

1. $\dfrac{2qV}{mB}$

2. $\dfrac{2mV}{qB}$

3. $\dfrac{\sqrt{2mV}}{qB}$

4. $\dfrac{1}{B}\sqrt{\dfrac{2mV}{q}}$

5. $\sqrt{\dfrac{2mV}{qB}}$

1.　　→　×
2.　　→　×
3.　　→　×
4.　　→　○
5.　　→　×

ローレンツ力は次式で表される。

$F = Bqv\sin\theta$

陽イオンが垂直に入射するので

$F = Bqv\sin90 = Bqv$

陽イオンは等速円運動を行うので向心力は

$F = \dfrac{mv^2}{r}$

したがって

$Bqv = \dfrac{mv^2}{r}$　…①

また、

$E = \dfrac{1mv^2}{2}$　が等しいので、$qV = \dfrac{1mv^2}{2}$　である。

$v = \sqrt{\dfrac{2qV}{m}}$　…②

①と②より

$r = \dfrac{mv^2}{Bqv} = \dfrac{mv}{Bq} = \dfrac{m}{Bq} \cdot \sqrt{\dfrac{2qV}{m}} = \dfrac{1}{B} \cdot \sqrt{\dfrac{2mV}{q}}$

解答　→ 4

Q 023 　磁束密度 0.5 T の一様な磁界の中で、磁界の方向と 60°をなす直線状導線に 10 A の電流が流れているとき、導線の長さ 0.3 m の間に動く大きさ［N］はどれか。

1. 0.5
2. 0.5 √3
3. 0.75
4. 0.75 √3
5. 1.0

---

1. 0.5 　　　　 → 　×
2. 0.5 √3 　　　 → 　×
3. 0.75 　　　　 → 　×
4. 0.75 √3 　　　 → 　○
5. 1.0 　　　　 → 　×

磁界の力 F ［N］は電流と磁界が垂直でなく、角度 θ であると次のようになる。

$F = B \cdot l` \cdot I$ ［N］　…①

ここで、　F ［N］：電磁力

B ［T］：磁束密度

l` ［m］：N 極からみた導線の長さ

I ［A］：電流

$$sin\theta = \frac{l`}{l}$$

l` = l · sin θ ［m］　…②

①と②より

$F = B \cdot l \cdot sin\theta \cdot I$ ［N］

$= 0.5 \times 0.3 \times sin60 \times 10$ ［N］

$= 0.5 \times 0.3 \times 10 \times \frac{\sqrt{3}}{2} = 0.75\sqrt{3}$

解答　→ 4

Q 024 　4 μF と 6 μF のコンデンサを直列に接続し、100 V の電圧を加えた。4 μF のコンデンサに蓄えられた電荷［C］はどれか。

1. 1.6×10^{-4}
2. 2.4×10^{-4}
3. 4.0×10^{-4}
4. 6.0×10^{-4}
5. 1.0×10^{-3}

1. 1.6×10^{-4}　　→　×
2. 2.4×10^{-4}　　→　○
3. 4.0×10^{-4}　　→　×
4. 6.0×10^{-4}　　→　×
5. 1.0×10^{-3}　　→　×

コンデンサ直列の場合

$$\frac{1}{C} = \frac{1}{C_1} + \frac{1}{C_2} \quad \text{より}$$

$$D = \frac{C_1 \cdot C_2}{C_1 + C_2} = \frac{4 \times 10^{-6} \times 6 \times 10^{-6}}{4 \times 10^{-6} + 6 \times 10^{-6}} = 2.4 \times 10^{-6}$$

また、Q = CV より

Q = $2.4 \times 10^{-6} \times 100 = 2.4 \times 10^{-4}$

解答　→ 2

$\mathbf{Q}$025　電圧利得 60 dB の直流増幅器の入力端子を短くした状態で、出力電圧が直流電圧 100 mV であるとき、入力換算オフセット電圧 [mV] はどれか。

1. 0.01
2. 0.05
3. 0.1
4. 0.5
5. 1.0

1. 0.01　→　×
2. 0.05　→　×
3. 0.1　→　○
4. 0.5　→　×
5. 1.0　→　×

電圧利得 G、出力電圧 V_{out}、入力電圧 V_{in} の関係

$$G = 20 log_{10} \frac{V_{out}}{V_{in}} \quad \text{より}$$

$$60 = 20 log_{10} \frac{V_{out}}{V_{in}}$$

$$\frac{V_{out}}{V_{in}} = 1000$$

出力電圧　$V_{out} = 100$　より

$$\frac{100}{V_{in}} = 1000$$

$$V_{in} = 0.1 [mV]$$

解答　→ 3

Q 026 断面積 5.0 mm²、長さ 50 cm の円柱状導線の両端に 6 V の電圧を加えたとき、0.2 A の電流が流れた。導線の抵抗率 [Ω・m] はどれか。

1. 3.0×10^{-4}
2. 3.0×10^{-3}
3. 3.0×10^{-2}
4. 3.0×10^{-1}
5. 3.0

1. 3.0×10^{-4}　→　○
2. 3.0×10^{-3}　→　×
3. 3.0×10^{-2}　→　×
4. 3.0×10^{-1}　→　×
5. 3.0　　　　　　→　×

オームの法則より

$$R = \frac{V}{I} = \frac{6}{0.2} = 30 \ [\Omega]$$

導線の抵抗 [Ω] は長さ [m] に比例し、断面積に反比例する。

$$R = \rho \frac{l}{S}$$

$$\rho = \frac{R \cdot S}{l} = \frac{30 \cdot 5 \cdot (10^{-3})^2}{50 \cdot 10^{-2}} = 30 \times 10^{-4} \ [\Omega \cdot m]$$

解答　→ 1

Q 027 図の回路のインピーダンス [Ω] はどれか。

1. 5
2. 7
3. 10
4. 15
5. 17

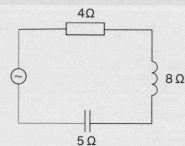

1. 5　　→　○
2. 7　　→　×
3. 10　→　×
4. 15　→　×
5. 17　→　×

回路のインピーダンス　$Z = \sqrt{R^2 + (X_L - X_c)^2}$　である。

$$Z = \sqrt{R^2 + (X_L - X_c)^2} = \sqrt{4^2 + (8-5)^2} = 5\,[\Omega]$$

解答　→ 1

Q028　図の回路の時定数はどれか。

1. RC

2. $\frac{1}{2}RC$

3. $2RC$

4. $\frac{R}{C}$

5. $\frac{C}{R}$

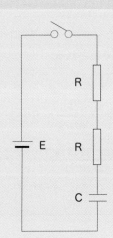

1. RC　　→　×

2. $\frac{1}{2}RC$　→　×

3. $2RC$　→　○

4. $\frac{R}{C}$　　→　×

5. $\frac{C}{R}$　　→　×

時定数は $\tau = RC$ で表される。
この回路では抵抗は直列に 2 つ接続されているので
　$\tau = (R+R) \times C = 2RC$

解答　→ 3

029 正電荷 $2×10^{-6}$ C と正電荷 $1×10^{-5}$ C が 3 cm の距離にあるとき、クーロン力 [N] はどれか。

1. 0.02
2. 0.2
3. 2
4. 20
5. 200

---

1. 0.02　　→　×
2. 0.2　　→　×
3. 2　　→　×
4. 20　　→　×
5. 200　　→　○

クーロン力 F は次式で表される。

$$F = \frac{1}{4\pi\varepsilon_0} \cdot \frac{Q_1 \cdot Q_2}{r^2}$$

ここで、クーロン定数 $= \dfrac{1}{4\pi\varepsilon_0} = 9 \times 10^9$　より

$$F = 9 \times 10^9 \cdot \frac{(2×10^{-6})\cdot(1×10^{-5})}{(3×10^{-2})^2} = 200\,[N]$$

解答　→ 5

---

030 $5.0×10^{-3}$ Wb の磁束が $10\,\text{cm}^2$ の平面を垂直に貫くときの磁束密度 B [T] はどれか。

1. 0.05
2. 0.5
3. 5
4. 50
5. 500

---

1. 0.05　　→　×
2. 0.5　　→　×
3. 5　　→　○
4. 50　　→　×
5. 500　　→　×

磁束密度 B は

$$B = \frac{\theta}{S}\left[\frac{Wb}{m^2}\right] = \frac{5.0 \times 10^{-3}}{10 \times 10^{-4}}\left[\frac{Wb}{m^2}\right] = 5\left[\frac{Wb}{m^2}\right] = 5T$$

解答 → 3

 Q 031 直径 2 mm、長さ 1 km の導線の抵抗［Ω］はどれか。

1. 5.0×10^{-9}
2. 5.0×10^{-7}
3. 5.0×10^{-5}
4. 5.0×10^{-2}
5. 5.0

1. 5.0×10^{-9} → ×
2. 5.0×10^{-7} → ×
3. 5.0×10^{-5} → ×
4. 5.0×10^{-2} → ×
5. 5.0 → ○

導線の抵抗［Ω］は $R = \rho\frac{L}{S}$、導線の抵抗率は 1.57×10^{-8} より

$$R[\Omega] = \rho\frac{L}{S} = 1.57 \times 10^{-8}\frac{1000}{\pi(1 \times 10^{-3})^2} = 5[\Omega]$$

解答 → 5

Q 032 $v = 200sin\left(942t + \frac{\pi}{3}\right)$ で表される交流電圧の周波数［Hz］はどれか。

1. 60
2. 100
3. 150
4. 180
5. 200

1.　60　　　→　　×
2.　100　　→　　×
3.　150　　→　　○
4.　180　　→　　×
5.　200　　→　　×

交流電圧は　　$v = 200sin\left(942t + \dfrac{\pi}{3}\right) = 200sin\left(\varpi t + \dfrac{\pi}{3}\right)$

角速度は　　$\omega = 2\pi f$　　より

$f = \dfrac{\varpi}{2\pi} = \dfrac{942}{6.29} = 150\,[Hz]$

解答　→ 3

Q033　図の特性を示すのはどれか。

1.　フォトダイオード
2.　低電圧ダイオード
3.　可変容量ダイオード
4.　レーザダイオード
5.　トンネルダイオード

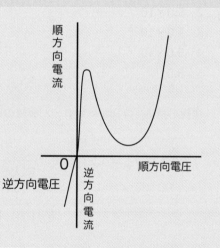

1.　フォトダイオード　　　→　　×
2.　低電圧ダイオード　　　→　　×
3.　可変容量ダイオード　　→　　×
4.　レーザダイオード　　　→　　×
5.　トンネルダイオード　　→　　○

トンネルダイオードの特徴である。

解答　→ 5

Q034

二極真空管の空間電荷領域において陽極電圧 36 V、陽極電流 216 mA のとき、陽極電圧を 64 V にすると陽極電流 [mA] はどれか。

1. 122
2. 192
3. 382
4. 512
5. 762

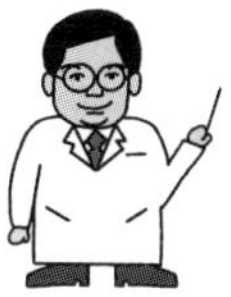

1. 122　　→　　×
2. 192　　→　　×
3. 382　　→　　×
4. 512　　→　　○
5. 762　　→　　×

空間電荷領域の管電流密度 i とすると

$$i = k \cdot V^{\frac{3}{2}}$$

$$k = 10^{-3} \quad より$$

陽極電圧を 64 V より

$$i_x = k \cdot 64^{\frac{3}{2}} = 10^{-3} \cdot 64^{\frac{3}{2}} = 512 \, [mA]$$

解答　→ 4

Q035

光電子増倍管の電極に 1 個の電子が入射すると 2 個の二次電子が発生するとき、10 倍の電極で得られる電子の数はどれか。

1. 20
2. 100
3. 512
4. 1024
5. 2048

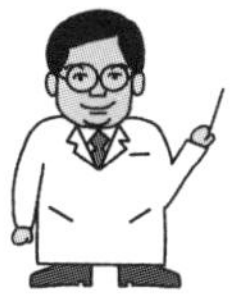

1. 20　　→　　×
2. 100　　→　　×
3. 512　　→　　×
4. 1024　　→　　○
5. 2048　　→　　×

2 のべき乗で考える。　$2^{10} = 1024$ 個

解答　→ 4

Q036 抵抗率 $2.66×10^{-8}$［Ωm］の導線がある。断面積が $2\,mm^2$、長さが $500\,m$ であるときの抵抗［Ω］はどれか。

1. 6.65
2. $6.65×10^{-1}$
3. $1.06×10^{-2}$
4. $6.65×10^{-3}$
5. $1.06×10^{-4}$

---

1. 6.65 → ○
2. $6.65×10^{-1}$ → ×
3. $1.06×10^{-2}$ → ×
4. $6.65×10^{-3}$ → ×
5. $1.06×10^{-4}$ → ×

$$R = \frac{1}{S^2} × \rho \quad より$$

mm^2 の単位を m^2 に変換すれば

$$R = \frac{500}{2×10^{-6}} × 2.66×10^{-8} = 6.65$$

解答　→ 1

Q037 図の回路に 10 分間通電したところ、36 kJ のエネルギーを消費した。使用した抵抗 R とリアクタンス X はどれか。

	R[Ω]	X[Ω]
1.	30	40
2.	40	60
3.	60	80
4.	80	100
5.	100	120

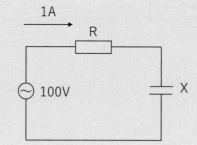

	R[Ω]	X[Ω]	
1.	30	40	→ ×
2.	40	60	→ ×
3.	60	80	→ ○
4.	80	100	→ ×
5.	100	120	→ ×

インピーダンス Z は

$$Z = \sqrt{R^2 + X_c{}^2}$$

オームの法則より

$$I = \frac{V}{Z}$$

よって

$$I = \frac{100}{\sqrt{R^2 + X_c{}^2}}$$

$$100 = \sqrt{R^2 + X_c{}^2}$$

$$\sqrt{R^2 + X_c{}^2} = \sqrt{60^2 + 80^2} = 100$$

エネルギー E は

$$E = W \cdot t = V \cdot I \cdot t = I^2 \cdot R \cdot t \quad より$$

$$36 \times 10^3 [\text{J}] = I^2 \cdot R \cdot 10 \times 60$$

$$R = 60$$

$$100 = \sqrt{60^2 + X_c{}^2} \quad より$$

$$X_c = 80$$

ゆえに、

$R\,[\Omega] = 60$

$X_c\,[\Omega] = 80$

解答 → 3

Q 038 0.5 μF のコンデンサ式 X 線装置を 90 kV に充電した後、15 mAs 放電したときの波尾切断電圧 [kV] はどれか。

1. 20
2. 30
3. 40
4. 50
5. 60

1. 20　　→　×
2. 30　　→　×
3. 40　　→　×
4. 50　　→　×
5. 60　　→　○

$Q = C (V_1 - V_2)$　より
$15 \times 10^{-3} = 0.5 \times 10^{-6} \times \{ (90 - V_2) \times 10^3 \}$
$15 = 0.5 (90 - V_2)$
$30 = 90 - V_2$
$V_2 = 60 [kV]$

解答　→ 5

Q039 人体に1秒電流を通電したとき、マクロショックの電流値が正しいのはどれか。2つ選べ。

1. 10 μA 以下の電流は安全である。
2. 5 mA 以下の電流は最小感知電流である。
3. 30 mA 以下の電流は離脱できる電流である。
4. 50 mA の電流は最大許容電流である。
5. 6 A 以上の電流は火傷を生じる。

---

1. 10 μA 以下の電流は安全である。　　　　　→　○
2. 5 mA 以下の電流は最小感知電流である。　　→　×
3. 30 mA 以下の電流は離脱できる電流である。　→　×
4. 50 mA の電流は最大許容電流である。　　　→　×
5. 6 A 以上の電流は火傷を生じる。　　　　　→　○

最小感知電流　　：1 mA
離脱できない電流　：10 mA
最大許容電流　　：5 mA

解答　→ 1、5

Q040 pn 接合ダイオードで正しいのはどれか。2つ選べ。

1. 直流を交流に変換する。
2. 整流作用によって双方向に電流が流れる。
3. ツェナーダイオードは逆方向で電流が一定になることを利用する。
4. フォトダイオードは接合部に光を当てたときのみ整流作用を行う。
5. 逆方向バイアスは p 型にマイナス、n 型にプラスの電圧を加える。

1. 直流を交流に変換する。　　　　　　→　×　交流を直流に変換する
2. 整流作用によって双方向に電流が流れる。　→　×　一方向に電流が流れる
3. ツェナーダイオードは逆方向で電流が一定になることを利用する。
　　　　　　　　　　　　　　　　　→　×　電圧が一定
4. フォトダイオードは接合部に光を当てたときのみ整流作用を行う。　→　○
5. 逆方向バイアスは p 型にマイナス、n 型にプラスの電圧を加える。　→　○

解答　→ 4、5

Q041 演算増幅回路を図に示す。入力電圧−1 V のとき、出力電圧 V_0 [V] はどれか。

1. 0.015
2. 0.15
3. 1.5
4. 15
5. 150

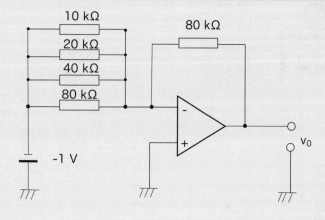

1. 0.015　　→　×
2. 0.15　　→　×
3. 1.5　　→　×
4. 15　　→　○
5. 150　　→　×

$$\frac{v_0}{v_1} = -\frac{z_2}{z_1}$$

$$\frac{1}{z_1} = \frac{1}{80} + \frac{1}{40} + \frac{1}{20} + \frac{1}{10} = \frac{15}{80}$$

$$z_1 = \frac{80}{15}$$

よって、

$$\frac{v_0}{-1} = -\frac{80}{\frac{80}{15}}$$

$$v_0 = 15[V]$$

解答→ 4

Q 042 X線管に 100 mA の電流を 0.5 秒間流した。流れた電子の総数はどれか。ただし、電子の電荷は 1.6×10⁻¹⁹ C とする。

1. 3.1×10^{17}
2. 1.2×10^{18}
3. 3.1×10^{20}
4. 6.2×10^{20}
5. 1.2×10^{21}

1. 3.1×10^{17} →   ○
2. 1.2×10^{18} →   ×
3. 3.1×10^{20} →   ×
4. 6.2×10^{20} →   ×
5. 1.2×10^{21} →   ×

$$m = \frac{I \cdot t}{Q} = \frac{100 \times 10^{-3} \times 0.5}{1.6 \times 10^{-19}} = 3.1 \times 10^{17}$$

解答→ 1

Q 043 抵抗 3 Ω と 6 Ω の並列回路に電圧 10 V の直流電源を接続し 30 分間通電したときの消費電力 [Wh] はどれか。

1. 5.6
2. 10
3. 11.1
4. 25
5. 45

1. 5.6   →   ×
2. 10   →   ×
3. 11.1   →   ×
4. 25   →   ○
5. 45   →   ×

$$P = V \cdot I \cdot t$$

合成抵抗を求める。

$$R = \frac{18}{9} = 2 \,[\Omega]$$

$$I = \frac{10}{2} = 5 \,[A]$$

よって

$$P = V \cdot I \cdot t = 10 \times 5 \times 0.5 = 25 \,[Wh]$$

解答→ 4

Q044 正弦波交流電圧を観測した図を示す。正しいのはどれか。2つ選べ。ただし、垂直感度は 10 V/ 目盛、掃引時間は 1 ms/ 目盛とする。

1. 最大値は約 5 V である。
2. 実効値は約 35 V である。
3. 周期は約 6.3 ms である。
4. 平均値は約 1.6 V である。
5. 周波数は約 16 Hz である。

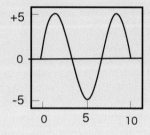

1. 最大値は約 5 V である。　　→　×
2. 実効値は約 35 V である。　　→　○
3. 周期は約 6.3 ms である。　　→　○
4. 平均値は約 1.6 V である。　　→　×
5. 周波数は約 16 Hz である。　　→　×

電圧の最大値は 50 V である。

$$実効値 = \frac{最大値}{\sqrt{2}} = \frac{50}{\sqrt{2}} = 35[V]$$

$$平均値 = \frac{2}{\pi} \times 最大値 = \frac{2}{\pi} \times 50 = 32[V]$$

周期は図から 約 6.3 [ms] になる。

解答→ 2、3

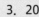

Q045 R = 20 kΩ、L = 200 mH、C = 20 pF の R-L-C の直列共振回路がある。コイルの インダクタンスを一定のまま共振周波数を 2 倍にするとき、コンデンサの静電容量 [pF] はどれか。

1. 5
2. 10
3. 20
4. 40
5. 80

1. 5 　　→　○
2. 10 　→　×
3. 20 　→　×
4. 40 　→　×
5. 80 　→　×

$$\omega L = \frac{1}{\omega C}$$

$$\omega = 2\pi f \qquad より$$

$$2\pi f L = \frac{1}{2\pi f C} \quad \cdots ①$$

共振周波数 f は

$$2\pi f = \frac{1}{\sqrt{LC}}$$

$$f = \frac{1}{\sqrt{LC}} = \frac{1}{2\pi \times \sqrt{LC}} = \frac{1}{2\pi \times 2 \times 10^{-6}} = \frac{1}{4\pi \times 10^{-6}}$$

共振周波数が 2 倍（= $2f$）となるので

$$2\pi \times 2f \times L = \frac{1}{2\pi \times 2f \times C}$$

$$2\pi \times 2f \times 200 \times 10^{-3} = \frac{1}{2\pi \times 2f \times C} \quad \cdots ②$$

①と②より

$$2\pi \times 2 \times \frac{1}{4\pi \times 10^{-6}} \times 200 \times 10^{-3} = \frac{1}{2\pi \times 2 \left(\frac{1}{4\pi \times 10^{-6}} \right) \times C}$$

$$C = 5 \times 10^{-12}[F] = 5.0[pF]$$

解答→ 1

Q046 電磁気による人体への影響で正しいのはどれか。2つ選べ。

1. 低周波電磁波の急性影響には白内障がある。
2. 高周波電磁波の急性影響には神経刺激がある。
3. 電磁界によって人体内部に発生する電流は誘導電流である。
4. 電磁界によって単位質量あたりに吸収された電力は比吸収率である。
5. 電磁界の非接地導電体に接地された人体が接触した点を介して流れる電流は接地電流である。

1. 低周波電磁波の急性影響には白内障がある。 → ×
2. 高周波電磁波の急性影響には神経刺激がある。 → ×
3. 電磁界によって人体内部に発生する電流は誘導電流である。 → ○
4. 電磁界によって単位質量あたりに吸収された電力は比吸収率である。 → ○
5. 電磁界の非接地導電体に接地された人体が接触した点を介して流れる電流は接地電流である。 → ×

解答→ 3、4

Q047 半導体で正しいのはどれか。

1. 琥珀は半導体である。
2. 銀は鉄よりも抵抗率が大きい。
3. 金属導体の電気抵抗は断面積に比例する。
4. 半導体は温度上昇によって抵抗値が低下する。
5. 単体の金属導体は温度上昇によって抵抗値が低下する。

1. 琥珀は半導体である。 → ×
2. 銀は鉄よりも抵抗率が大きい。 → ×
3. 金属導体の電気抵抗は断面積に比例する。 → ×
4. 半導体は温度上昇によって抵抗値が低下する。 → ○
5. 単体の金属導体は温度上昇によって抵抗値が低下する。 → ×

導体の抵抗 R

$$R = \rho \cdot \frac{1}{s}$$

温度が上がると金属導体の抵抗値は増加し、半導体は減少する。

解答→ 4

Q048 演算増幅回路（図1）の V₁、V₂ に、入力波形（図2）を入力したときの出力波形はどれか。

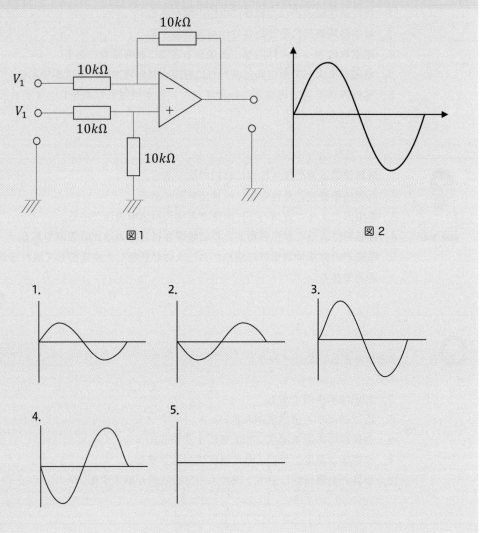

図1　　　　　　　　　　　　　図2

1.　　　　2.　　　　3.

4.　　　　5.

1.　→　×
2.　→　×
3.　→　×
4.　→　×
5.　→　○

オペアンプは、V₁とV₂に同じ図2の入力波形をかけるため、打ち消し合って0となる。よって、5である。

解答→ 5

Q049 磁気について正しいのはどれか。

1. 磁束密度は物質の透磁率に反比例する。
2. 磁気モーメントは磁石に固有の値である。
3. コイル中に蓄積される電磁エネルギーは流れた電流に反比例する。
4. 直線電流に直角に発生する磁界の強さは電流までの距離に比例する。
5. 自己インダクタンスは流れる電流と発生する鎖交磁束の積で定義される。

---

1. 磁束密度は物質の透磁率に反比例する。　　　　　　　　　　→　×

　　　$B = \mu H$　　磁束密度：B、物質の透磁率：μ、磁界の強さ：H

2. 磁気モーメントは磁石に固有の値である。　　　　　　　　　→　○

3. コイル中に蓄積される電磁エネルギーは流れた電流に反比例する。　→　×

　　$W = \dfrac{1}{2}LI^2$　　電磁エネルギー：W、自己インダクタンス：L、電流：I

4. 直線電流に直角に発生する磁界の強さは電流までの距離に比例する。　→　×

　　$H = \dfrac{I}{2\pi r}\,[A/m]$　である。磁場の強さ：H、距離：r、電流：I

5. 自己インダクタンスは流れる電流と発生する鎖交磁束の積で定義される。　→　×

　　$L = \dfrac{\Phi}{I} = \dfrac{N\varphi}{I}$　自己インダクタンス：L　鎖交磁束：Φ、磁束：φ、電流：I

解答→ 2

Q050 コンデンサ回路を図に示す。正しいのはどれか。2つ選べ。C_1 の電荷は 8 μC とする。

1. 全合成容量は 0.8 μF である。
2. C_2 にかかる電圧は 8 V である。
3. C_2 に蓄えられる電荷は 32 μC である。
4. C_1 にかかる電圧は C_2 より大きい。
5. E は 20 V である。

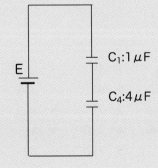

1.　全合成容量は 0.8 μF である。　　　→　○
2.　C_2 にかかる電圧は 8 V である。　　→　×
3.　C_2 に蓄えられる電荷は 32 μC である。　→　×
4.　C_1 にかかる電圧は C_2 より大きい。　→　○
5.　E は 20 V である。　　　　　　　　→　×

コンデンサの合成容量は
　　C = 0.8 [μF]
また、Q = CV　より
　　V_1 = 8 [V]
　　V_2 = 2 [V]
E は
　　E = 8 + 2 = 10 [V]

解答 → 1、4

Q 051　正弦波交流回路の電圧波形 V と電流波形 i を図に示す。消費電力 [W] に最も近いのはどれか。

1.　38
2.　65
3.　75
4.　130
5.　150

電圧 [V]
電流 [A]

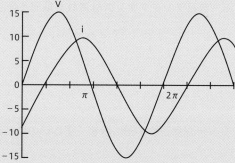

1.　38　　　→　○
2.　65　　　→　×
3.　75　　　→　×
4.　130　　→　×
5.　150　　→　×

消費電力 P は
　　P [W] = VIcos θ
図より、電圧の最大値　V_m = 15 [V]
　　　　　電流の最大値　I_m = 10 [A]

電圧の実効値　$V = \dfrac{V_m}{\sqrt{2}} = \dfrac{15}{\sqrt{2}} \; [V]$

電流の実効値　$I = \dfrac{I_m}{\sqrt{2}} = \dfrac{10}{\sqrt{2}} \; [mA]$

ズレが $\pi/3$ であるので

$$P[W] = VI\cos\frac{\pi}{3} = VI\cos 60° = \frac{15}{\sqrt{2}} \times \frac{10}{\sqrt{2}} \times \cos 60° = \frac{150}{2} \times \frac{1}{2} = 57.5$$

解答→ 1

 Q052 コンデンサを 10 V に充電した後、抵抗で放電した場合の経時的な電圧の変化を図に示す。この放電回路の時定数 [s] に最も近いのはどれか。

1. 10
2. 20
3. 40
4. 50
5. 60

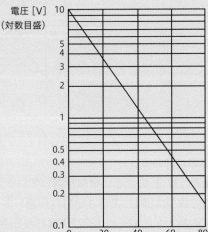

1. 10 　 → 　 ×
2. 20 　 → 　 ○
3. 40 　 → 　 ×
4. 50 　 → 　 ×
5. 60 　 → 　 ×

コンデンサ V_c は

$$V_c = 10e^{-\frac{1}{\tau}}$$

時間 t [s] が時定数 τ [s] と同じ大きさ t を求める。

$$V_c = 10e^{-\frac{1}{\tau}} = 10e^{-1} = 10\frac{1}{e} = 10\frac{1}{2.72} \fallingdotseq 3.67 \; [V]$$

図より、縦軸が 3.67 [V] と交わる時間は約 20 [s] である。

電流の実効値　$I = \dfrac{I_m}{\sqrt{2}} = \dfrac{10}{\sqrt{2}} \; [mA]$

解答→ 2

Q053 強磁性体のヒステリシス曲線を図に示す。正しいのはどれか。2 つ選べ。

1. B_r は保磁力である。
2. 永久磁石には B_r の大きい材料が適している。
3. 電磁石の鉄心には H_c の小さい材料が適している。
4. 発生する熱エネルギーはループ面積に反比例する。
5. 電磁石の鉄心にはループ面積の大きい材料が適している。

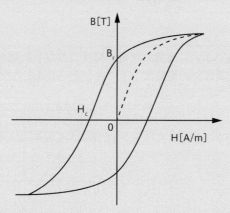

1. B_r は保磁力である。　　　　　→　✕　H_c が保持力である
2. 永久磁石には B_r の大きい材料が適している。　　　→　○
3. 電磁石の鉄心には H_c の小さい材料が適している。　→　○
4. 発生する熱エネルギーはループ面積に反比例する。
　　　　　　　　　　　　　　→　✕　ヒステリシスの面積に比例する。
5. 電磁石の鉄心にはループ面積の大きい材料が適している。
　　　　　　　　　　　→　✕　ループ面積の小さい材料が適している

解答→ 2、3

Q054 半導体について正しいのはどれか。

1. 室温中のドナー原子は負イオンになる。
2. 真性半導体のフェルミ準位は伝導帯に位置する。
3. フェルミ準位が禁制帯の上方に位置するほど正孔は多い。
4. pn 接合の熱平衡状態では各領域のフェルミ準位は一致する。
5. pn 接合の逆方向バイアスでは多数キャリアが接合面を通過する。

1. 室温中のドナー原子は負イオンになる。　　　　　　　　　→　×
2. 真性半導体のフェルミ準位は伝導帯に位置する。　　　　　→　×
3. フェルミ準位が禁制帯の上方に位置するほど正孔は多い。　→　×
4. pn 接合の熱平衡状態では各領域のフェルミ準位は一致する。→　○
5. pn 接合の逆方向バイアスでは多数キャリアが接合面を通過する。　→　×

n 型半導体：常温時、フェルミ準位は禁制帯内の伝導帯側に存在する。

真性半導体：常温時、フェルミ準位は禁制帯内の中央に存在する。

p 型半導体：常温時、フェルミ準位は禁制帯内の価電子帯側に存在する。

　　　　　定常状態では、接合部を移動する正孔、電子がなくなるため空乏層が形成され、電流が流れない。

pn 接合の逆バイアスでは、接合面付近で空乏層が拡大し、多数のキャリアは通過できない。

解答→ 4

Q 055　オペレーションアンプ回路を図に示す。出力電圧 V_0 [V] で正しいのはどれか。

1. － 6.0
2. － 3.0
3. － 2.7
4. 3.0
5. 6.0

20kΩ
10kΩ
10kΩ
0.1V
0.2V
9kΩ
1kΩ
V_0

1. － 6.0　　　→　○
2. － 3.0　　　→　×
3. － 2.7　　　→　×
4. 3.0　　　　→　×
5. 6.0　　　　→　×

入力側回路から計算すると

$$V_i = -R_f \left(\frac{V_1}{R_1} + \frac{V_2}{R_2} \right)$$

$$= -20 \times 10^3 \left(\frac{0.1}{10 \times 10^3} + \frac{0.2}{10 \times 10^3} \right)$$

$$= 20(0.01 + 0.02)$$

$$= -0.6[V]$$

上値を非反転増幅回路に入力すると

$$V_0 = \left(1 + \frac{V_4}{R_3} \right) V_I = \left(1 + \frac{9 \times 10^3}{1 \times 10^3} \right) \times (-0.6)$$

$$= (1 + 9) \times (-0.6)$$

$$= -0.6[V]$$

解答→ 1

Q056 電荷、電界および電位で正しいのはどれか。

1. 電荷 Q から Q 本の電気力線が出る。
2. 電位差は電荷量あたりの仕事量で表す。
3. コンデンサの電荷は電位差に反比例する。
4. 平等電界中の電位差は距離に反比例する。
5. 点電荷による、ある点の電界は距離に比例する。

1. 電荷 Q から Q 本の電気力線が出る。
   →　×　Q/ε 本の電気力線が出る。ε は誘電率
2. 電位差は電荷量あたりの仕事量で表す。
   →　○　W = F・d = q・E・d　F：力　d：距離　E：電荷　d：電界
3. コンデンサの電荷は電位差に反比例する。　→　×　電位差に比例する
4. 平等電界中の電位差は距離に反比例する。　→　×　距離に比例する
5. 点電荷による、ある点の電界は距離に比例する。
   →　×　電界は距離には比例する

解答→ 2

Q 057　二極真空管の特性曲線を図に示す。正しいのはどれか。

1. （1）は電流が流れない領域である。
2. （2）は陽極電流が陽極電圧の 3/2 乗に比例する領域である。
3. （2）は陰極温度に制限された電流が流れる領域である。
4. （3）は空間電荷に制限された電流が流れる領域である。
5. T_1 は T_2 に比べてフィラメント加熱電流が多い。

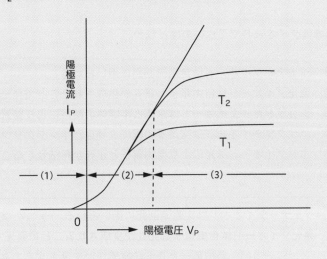

1. （1）は電流が流れない領域である。　　　　　　　　　　　　　　→　×
2. （2）は陽極電流が陽極電圧の 3/2 乗に比例する領域である。　→　○
3. （2）は陰極温度に制限された電流が流れる領域である。　　　→　×
4. （3）は空間電荷に制限された電流が流れる領域である。　　　→　×
5. T_1 は T_2 に比べてフィラメント加熱電流が多い。　　　　→　×

解答→ 2

Q 058　R、L および C で構成される共振回路で正しいのはどれか。2 つ選べ。

1. 直列共振では共振時に電流が最小になる。
2. 並列共振では共 d 振時に電流が最大になる。
3. 直列共振では共振時に L と C の両端電圧は等しい。
4. 並列共振では共振時に L と C に流れる電流は等しい。
5. 直列共振では共振時の R の両端電圧は電源電圧より大きい。

1.　直列共振では共振時に電流が最小になる。　　　　　→　×
2.　並列共振では共振時に電流が最大になる。　　　　　→　×
3.　直列共振では共振時に L と C の両端電圧は等しい。　→　○
4.　並列共振では共振時に L と C に流れる電流は等しい。→　○
5.　直列共振では共振時の R の両端電圧は電源電圧より大きい。→　×

解答→ 3、4

Q059　半導体ダイオードで正しいのはどれか。

1.　ツェナーダイオードは定電流回路に用いられる。
2.　発光ダイオードは自由電子と正孔が生成されることで発光する。
3.　ショットキーダイオードは金属と半導体の接触により整流作用を示す。
4.　バラクタダイオードは空乏層の幅により自己インダクタンスを変化させる。
5.　ホトダイオードは光により自由電子と正孔が再結合することで逆電流になる。

1.　ツェナーダイオードは定電流回路に用いられる。→　×　定電圧回路に用いられる
2.　発光ダイオードは自由電子と正孔が生成されることで発光する。
　　　　　→　×　　自由電子と正孔の再結合時に発生するエネルギーを光にする。
3.　ショットキーダイオードは金属と半導体の接触により整流作用を示す。　→　○
4.　バラクタダイオードは空乏層の幅により自己インダクタンスを変化させる。
　　　　　→　×　　空乏層をコンデンサとして利用する
5.　ホトダイオードは光により自由電子と正孔が再結合することで逆電流になる。
　　　　　→　×　　自由電子と正孔を生成する

解答→ 3

Q060　電流と磁気で正しいのはどれか。

1.　電流力は両電線間の距離に比例する。
2.　円形コイルの中心の磁界はコイルの直径に比例する。
3.　磁界中の導線に働く電磁力は流れる電流に反比例する。
4.　ビオ・サバールの法則では流れる電流と直角方向の磁界が最大となる。
5.　自己インダクタンスの誘導起電力は電流の変化量とその時間の積で求められる。

1. 電流力は両電線間の距離に比例する。　→　×　距離に反比例する
2. 円形コイルの中心の磁界はコイルの直径に比例する。
　　　　　　　　　　　　　　　　　　→　×　コイルの直径に反比例する
3. 磁界中の導線に働く電磁力は流れる電流に反比例する。
　　　　　　　　　　　　　　　　　　→　×　電流に比例する
4. ビオ・サバールの法則では流れる電流と直角方向の磁界が最大となる。　→　○
5. 自己インダクタンスの誘導起電力は電流の変化量とその時間の積で求められる。
　　　　　　　　　　　　　　　　　　→　×　時間に反比例する

解答→ 4

Q061 実効値が 10 A で位相が正弦波電圧 e = 100 sin（ωt）[V] より π/6 ラジアン遅れている正弦波電流の瞬時値を表す式はどれか。

1. $\frac{10}{\sqrt{2}}\sin\left(\omega t - \frac{\pi}{6}\right)$

2. $\frac{10}{\sqrt{2}}\sin\left(\omega t + \frac{\pi}{6}\right)$

3. $10\sin\left(\omega t - \frac{\pi}{6}\right)$

4. $10\sin\left(\omega t + \frac{\pi}{6}\right)$

5. $10\sqrt{2}\sin\left(\omega t - \frac{\pi}{6}\right)$

1. $\frac{10}{\sqrt{2}}\sin\left(\omega t - \frac{\pi}{6}\right)$　→　×

2. $\frac{10}{\sqrt{2}}\sin\left(\omega t + \frac{\pi}{6}\right)$　→　×

3. $10\sin\left(\omega t - \frac{\pi}{6}\right)$　→　×

4. $10\sin\left(\omega t + \frac{\pi}{6}\right)$　→　×

5. $10\sqrt{2}\sin\left(\omega t - \frac{\pi}{6}\right)$　→　○

$i = I_m\sqrt{2}\sin\omega t$

実効値 $I_m = 10$　遅れは $\frac{\pi}{6}$ ラジアンなので

$10\sqrt{2}\sin\left(\omega t - \frac{\pi}{6}\right)$　である。

解答→ 5

Q062　生体の電気的特性で正しいのはどれか。

1. 生体は強磁性体である。
2. 細胞膜は導電体である。
3. 生体の透磁率は 4 π H/m である。
4. 細胞内膜と細胞外膜は絶縁体である。
5. 高周波電流は細胞内部を通過しやすい。

---

1. 生体は強磁性体である。　　　　　　→　×　非強磁性体である
2. 細胞膜は導電体である。　　　　　　→　×　細胞膜は電気的絶縁性が高い
3. 生体の透磁率は 4 π H/m である。　→　×　透過率　$\mu = 4 \pi \times 10^{-7}$ [H/m]
4. 細胞内膜と細胞外膜は絶縁体である。　→　×　通過しやすい
5. 高周波電流は細胞内部を通過しやすい。　→　○

解答→ 5

Q063　電磁誘導に関係するのはどれか。2つ選べ。

1. オームの法則
2. レンツの法則
3. ジュールの法則
4. ファラデーの法則
5. キルヒホッフの法則

---

1. オームの法則　　　　　→　×
2. レンツの法則　　　　　→　○
3. ジュールの法則　　　　→　×
4. ファラデーの法則　　　→　○
5. キルヒホッフの法則　　→　×

解答→ 2、4

Q064　正弦波交流の実効値 V_e と平均値 V_a との比（$V_e : V_a$）はどれか。

1. $\pi : 1$
2. $\pi : \sqrt{2}$
3. $\pi : \sqrt{3}$
4. $\pi : 2$
5. $\pi : 2\sqrt{2}$

1. $\pi : 1 \qquad \to \quad \times$
2. $\pi : \sqrt{2} \qquad \to \quad \times$
3. $\pi : \sqrt{3} \qquad \to \quad \times$
4. $\pi : 2 \qquad \to \quad \times$
5. $\pi : 2\sqrt{2} \qquad \to \quad \bigcirc$

波形率 = 実効値 / 平均値 より

$$波形率 = \frac{\pi}{2\sqrt{2}} = 1.11$$

よって

$$V_e : V_a = \frac{\pi}{2\sqrt{2}} : 1 = \pi : 2\sqrt{2}$$

解答→ 5

Q065 半導体の性質で正しいのはどれか。2つ選べ。

1. 熱電効果が現れる。
2. 磁界によってホール効果が現れる。
3. 光照射によって電気抵抗率が高くなる。
4. 温度が高くなると電気抵抗率が高くなる。
5. 微量不純物の添加量に比例して電気抵抗率が高くなる。

1. 熱電効果が現れる。 → ○ セーベック効果
2. 磁界によってホール効果が現れる。 → ○ 起電力が生じる
3. 光照射によって電気抵抗率が高くなる。 → × 電気抵抗率が低くなる
4. 温度が高くなると電気抵抗率が高くなる。 → × 電気抵抗率が低くなる
5. 微量不純物の添加量に比例して電気抵抗率が高くなる。
→ × 電気抵抗率が低くなる

解答→ 1、2

Q066 磁束密度の単位で正しいのはどれか。2つ選べ。

1. Wb
2. $A \cdot m^{-1}$
3. $Wb \cdot m^{-2}$
4. $N \cdot A^{-1}$
5. $N \cdot A^{-1} \cdot m^{-1}$

1. Wb　　　　　　　　→　×
2. A・m^{-1}　　　　　→　×
3. Wb・m^{-2}　　　　→　○
4. N・A^{-1}　　　　　→　×
5. N・A^{-1}・m^{-1}　　→　○

解答→ 3、5

Q067　図の回路で、100 μF のコンデンサ C を 4.8 V に充電した後、スイッチ S を閉じた。時間が無限経過する間に抵抗 R を流れる電子数 [個] はどれか。

1. 3×10^6
2. 3×10^9
3. 3×10^{12}
4. 3×10^{15}
5. 3×10^{21}

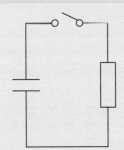

1. 3×10^6　　　→　×
2. 3×10^9　　　→　×
3. 3×10^{12}　　→　×
4. 3×10^{15}　　→　○
5. 3×10^{21}　　→　×

Q = C・V より

Q = $100 \times 10^{-6} \times 4.8$ [C]

電子の電荷量 = 1.6×10^{-19} [C]r より

抵抗 R を流れる電子数 $= \dfrac{Q}{1.6 \times 10^{-19}} = \dfrac{4.8 \times 10^{-4}}{1.6 \times 10^{-19}} = 3 \times 10^{15}$ [個]

解答→ 4

Q068 V_i を入力信号、V_0 を出力信号としたときの回路を図に示す。リミッタ回路はどれか。2 つ選べ。ただし、R は抵抗、C はコンデンサ D_1 および D_2 はダイオード、V_1 および V_2 は基準順位とする。

1. A
2. B
3. C
4. D
5. E

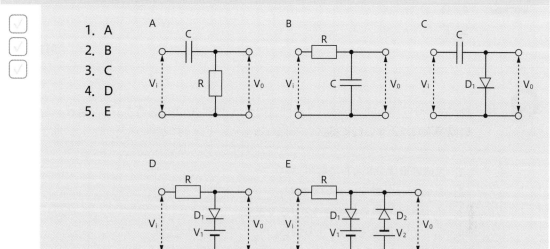

1. A	→ ×	微分回路、ハイパスフィルタ
2. B	→ ×	積分回路、ローパスフィルタ
3. C	→ ×	クランプ回路
4. D	→ ○	
5. E	→ ○	

解答→ 4、5

Q069 二極真空管のフィラメントに一定電流を流した後に陽極電圧を上昇させたときの特性曲線を図に示す。正しいのはどれか。

1. A
2. B
3. C
4. D
5. E

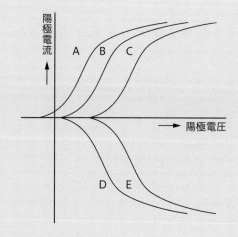

1.　A　　→　○　逆電圧領域
2.　B　　→　×
3.　C　　→　×
4.　D　　→　×
5.　E　　→　×

解答→ 1

Q070　コンデンサ回路を図に示す。この回路について正しいのはどれか。2つ選べ。ただし、C_1 の電荷は 12 μC とする。

1.　合成容量は 0.8 μF である。
2.　C_2 にかかる電圧は 8 V である。
3.　C_2 に蓄えられる電荷は 12 μC である。
4.　C_1 にかかる電圧は C_2 より低い。
5.　E は 8 V である。

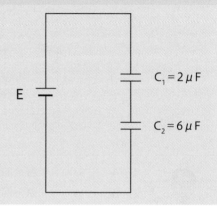

E　　$C_1 = 2\,μF$　　$C_2 = 6\,μF$

1.　合成容量は 0.8 μF である。　　　　　　→　×
2.　C_2 にかかる電圧は 8 V である。　　　　→　×
3.　C_2 に蓄えられる電荷は 12 μC である。→　○
4.　C_1 にかかる電圧は C_2 より低い。　　　→　×
5.　E は 8 V である。　　　　　　　　　　　→　○

$$\frac{1}{C} = \frac{1}{C_1} + \frac{1}{C_2} \quad より$$
$$C = \frac{C_1 C_2}{C_1 + C_2} = 1.5\,[μF]$$

直列方式であるので、$Q = Q_1 = Q_2 = 12\,[μC]$ である。

$$Q_2 = C_2 V \quad より$$
$$V_2 = \frac{Q_2}{C_2} = \frac{12 \times 10^{-6}}{6 \times 10^{-6}} = 2[V]$$
$$Q_1 = 12[μC]$$
$$Q_1 = C_1 V \quad より$$
$$V_1 = \frac{Q_1}{C_1} = \frac{12 \times 10^{-6}}{2 \times 10^{-6}} = 6V$$
$$E = V_1 + V_2 \quad より$$
$$E = 6 + 2 = 8[V]$$

解答→ 3、5

Q071 図の抵抗回路で、スイッチ S の開閉にかかわらず全電流 I が一定であるための条件はどれか。

1. $R_1R_2 = R_3R_4$
2. $R_1R_3 = R_2R_4$
3. $R_1R_4 = R_2R_3$
4. $R_1R_2 = R_3 + R_4$
5. $R_1R_3 = R_2 + R_4$

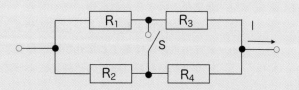

1. $R_1R_2 = R_3R_4$ → ×
2. $R_1R_3 = R_2R_4$ → ×
3. $R_1R_4 = R_2R_3$ → ○
4. $R_1R_2 = R_3 + R_4$ → ×
5. $R_1R_3 = R_2 + R_4$ → ×

ブリッジ回路である。

解答→ 3

Q072 1 Ω の抵抗 5 個を並列に接続したときの合成抵抗 [Ω] はどれか。

1. 0.1
2. 0.2
3. 0.5
4. 1.0
5. 5.0

1. 0.1 → ×
2. 0.2 → ○
3. 0.5 → ×
4. 1.0 → ×
5. 5.0 → ×

オームの法則より

$$R = \frac{1}{5} = 0.2 \, [\Omega]$$

解答→ 2

Q073　半導体で正しいのはどれか。2つ選べ。

☑
☑
☑

1. 比抵抗値は $10^{-8} \sim 10^{-4}$ [Ω・m] である。
2. 温度が上昇すると抵抗値が高くなる。
3. N型半導体の多数キャリアは正孔である。
4. 真性半導体には電子と正孔が同数存在する。
5. 純度の高い材料は微量の不純物によって導電率が変化する。

1. 比抵抗値は $10^{-8} \sim 10^{-4}$ [Ω・m] である。 → ×　$10^{-4} \sim 10^{8}$[Ω・m]：半導体、10^{-4}[Ω・m] 以下：導体、10^{8}[Ω・m] 以上：絶縁体
2. 温度が上昇すると抵抗値が高くなる。　　　　　 → ×　低くなる
3. N型半導体の多数キャリアは正孔である。　　　 → ×　電子である
4. 真性半導体には電子と正孔が同数存在する。　　 → ○
5. 純度の高い材料は微量の不純物によって導電率が変化する。 → ○

解答→ 4、5

Q074　オペアンプ回路を図に示す。電圧利得が 20 dB のときの抵抗 R [kΩ] はどれか。

☑
☑
☑

1. 0.25
2. 0.50
3. 50
4. 100
5. 500

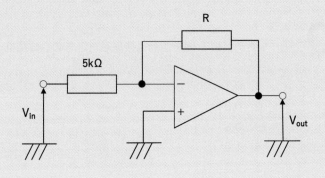

1. 0.25　　→　×
2. 0.50　　→　×
3. 50　　→　○
4. 100　　→　×
5. 500　　→　×

$$A_V = 20 \, log_{10} \frac{V_0}{V_i} \quad より$$

$$\frac{V_0}{V_i} = 10^{\left(\frac{20}{20}\right)}$$

電圧利得 A_V が 20 dB なので

回路より

$$V_0 = -\frac{R_f}{R_i}V_i$$

増幅率は R_f/R_i であるから

$$\frac{R_f}{R_i} = 10$$

したがって

$$R_f = R_i \times 10 = 5 \times 10 = 50[k\Omega]$$

解答→ 3

Q075　二極真空管の特性曲線を示す。領域 A について正しいのはどれか。2 つ選べ。

☑
☑
☑

1. 飽和領域である。
2. 空間電荷領域である。
3. 電子の初速度が関係している。
4. 負の陽極電圧が印加されている。
5. 陽極電圧と陽極電流は比例している。

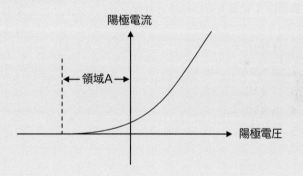

---

1. 飽和領域である。　　　　　　　　　→　×　初速度領域である
2. 空間電荷領域である。　　　　　　　→　×　初速度領域である
3. 電子の初速度が関係している。　　　→　○
4. 負の陽極電圧が印加されている。　　→　○
5. 陽極電圧と陽極電流は比例している。

　　　　　　　　　　　　　　　　　　→　×　管電流は管電圧の 3/2 乗に比例する

解答→ 3、4

Q076 電荷、電界および電位で正しいのはどれか。

1. 正電荷 Q から Q 本の電気力線が出る。
2. 電位差は電荷量あたりの仕事量で表す。
3. コンデンサの電荷は電位差に反比例する。
4. 平等電界中の電位差は距離に反比例する。
5. 点電荷による、ある点の電界強度は距離に比例する。

1. 正電荷 Q から Q 本の電気力線が出る。　　　　→　×　Q/ε である
2. 電位差は電荷量あたりの仕事量で表す。　　　　→　○　W = Fd = qEd
3. コンデンサの電荷は電位差に反比例する。　　　→　×　$W = q \cdot (V_A - V_B)$
4. 平等電界中の電位差は距離に反比例する。　　　→　×　比例する
5. 点電荷による、ある点の電界強度は距離に比例する。　→　×　反比例する

解答→ 2

Q077 LC 回路で C = 1.000 pF のとき、50 kHz の電磁波を共振させるコイルの自己インダクタンス に最も近いのはどれか。

1. 1×10^{-2}
2. 3×10^{-2}
3. 1×10^{-1}
4. 3×10^{-1}
5. 1×10^{0}

1. 1×10^{-2}　　→　○
2. 3×10^{-2}　　→　×
3. 1×10^{-1}　　→　×
4. 3×10^{-1}　　→　×
5. 1×10^{0}　　→　×

$\omega L = \dfrac{1}{\omega C}$、 $\omega = 2\pi f$　より

$2\pi f L = \dfrac{1}{\omega C}$

$L = 0.01\,[H]$

解答→ 1

Q 078

図の回路で、スイッチ S を閉じてから 4.6 msec 後の回路電流 I が 1 mA であった。コンデンサの静電容量 C [μF] はどれか。ただし、$\log_e 10 = 2.3$ とする。

1. 0.1
2. 0.2
3. 0.4
4. 1
5. 2

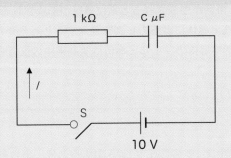

---

1. 0.1 → ×
2. 0.2 → ×
3. 0.4 → ×
4. 1   → ×
5. 2   → ◯

$$I = \frac{E}{R} e^{-\frac{t}{\tau}} \quad より$$

$$1 \times 10^{-3} = \frac{10}{1 \times 10^3} e^{-\frac{4.6 \times 10^{-3}}{C \times 1 \times 10^3}}$$

$$10^{-1} = e^{-\frac{4.6 \times 10^{-3}}{C \times 1 \times 10^3}}$$

$$10^{-1} = e^{-\frac{4.6 \times 10^{-6}}{C}}$$

$$\log_e 10^{-1} = \log_e e^{-\frac{4.6 \times 10^{-6}}{C}}$$

$$-1 \times 2.3 = -\frac{4.6 \times 10^{-6}}{C}$$

$$C = \frac{4.6 \times 10^{-6}}{1 \times 2.3} = 2 \times 10^{-6} [F] = 2 [\mu F]$$

解答→ 5

Q 079

半導体で誤っているのはどれか。

1. 絶対零度ではキャリアは存在しない。
2. 真性半導体では自由電子と正孔の数は等しい。
3. pn 接合が生成されると電位障壁が形成される。
4. 真性半導体に微量のヒ素を混入すると p 形半導体となる。
5. n 形半導体のフェルミ準位は禁制帯中の伝導帯に近い位置となる。

1. 絶対零度ではキャリアは存在しない。　　　　　　→　×　正しい
2. 真性半導体では自由電子と正孔の数は等しい。　　→　×　正しい
3. pn 接合が生成されると電位障壁が形成される。　→　×　正しい
4. 真性半導体に微量のヒ素を混入すると p 形半導体となる。　→　○
5. n 形半導体のフェルミ準位は禁制帯中の伝導帯に近い位置となる。
　　　　　　　　　　　　　　　　　　　　　　　　→　×　正しい

解答→ 4

Q080 図の回路に図 B の電圧 V_i を入力するとき、出力電圧 V_0 はどれか。

1. ア
2. イ
3. ウ
4. エ
5. オ

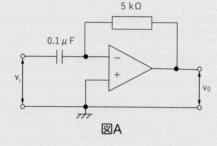

図A

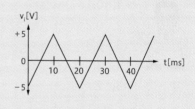

図B

ア
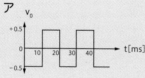

イ
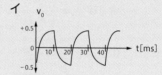

ウ
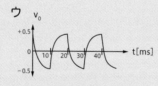

エ
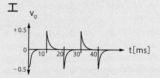

オ
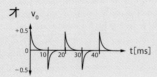

1. ア　→　○
2. イ　→　×
3. ウ　→　×
4. エ　→　×
5. オ　→　×

図 A は微分回路である。　$v_0 = -RC\dfrac{dv_i}{dt}$

解答→ 1

Q081 静電容量の単位はどれか。

1. A・s・V^{-1}
2. A・m^{-1}
3. C・s^{-1}
4. V・m^{-1}
5. J・C^{-1}

1. A・s・V^{-1}	→	○
2. A・m^{-1}	→	×
3. C・s^{-1}	→	×
4. V・m^{-1}	→	×
5. J・C^{-1}	→	×

静電容量 C [F] は

$$C[F] = \frac{Q[C]}{V[V]} = \frac{I[A] \cdot t[s]}{V[V]}$$

解答→ 1

Q082 電位差 V で加速された荷電粒子が一様な磁界に、磁界の方向と垂直に入射したときに働く力 F を与える。磁界の大きさを変えずに加速電圧を V$_1$ から V$_2$ に変えたとき、この荷電粒子に働く力が F$_1$ となった。V$_2$ が V$_1$ の 2 倍のとき F$_2$/F$_1$ はどれか。

1. 0.5
2. 1
3. $\sqrt{2}$
4. 2
5. 4

1. 0.5	→	×
2. 1	→	×
3. $\sqrt{2}$	→	○
4. 2	→	×
5. 4	→	×

電子の運動エネルギーは

$$\frac{1}{2}mv^2 = eV \quad より$$

$$v = \sqrt{\frac{2eV}{m}}$$

ローレンツ力は

$$F = qvBsin\theta$$

荷電粒子が磁界の方向と垂直に入射するので $\theta = 90°$ である。

$$sin90 = 1$$

$$F = qvB \quad より$$

$$F = qB\sqrt{\frac{2eV}{m}}$$

よって

$$\frac{V_2}{V_1} = \frac{2V_1}{V_1} = \frac{qB\sqrt{\frac{4e}{m}}}{qB\sqrt{\frac{2e}{m}}} = \sqrt{2}$$

解答→ 3

Q083 コッククロフト・ワルトン加速器の原理図を示す。変圧器電圧の最大値が V のとき、コンデンサ C_4 の両端の電位差はどれか。ただし、整流器での電圧降下は 0 とする。

1. 1 V
2. 2 V
3. 3 V
4. 4 V
5. 5 V

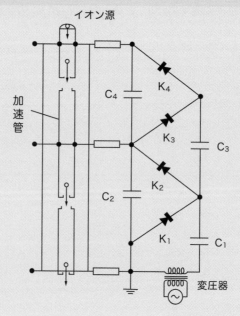

1. 1 V　　　→　　×
2. 2 V　　　→　　○
3. 3 V　　　→　　×
4. 4 V　　　→　　×
5. 5 V　　　→　　×

C_4 の両端の電位差は 2 V である。

出力電圧 V_{out} は

$V_{out} = 2NV$　　　N は段数、V は入力電圧

解答→ 2

Q084　抵抗、切り替えスイッチおよび電流計を図のように接続して直流電圧 60 V を加えたときのスイッチ S の位置と電流計の指示値との関係を次の図に示す。抵抗 $R_3 [\Omega]$ はどれか。ただし、電流計の内部抵抗は無視できるものとする。

1. 15
2. 20
3. 30
4. 45
5. 60

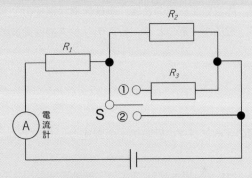

S の位置	電流計の指示値　A
開放	1.0
① 側	1.9
② 側	3.0

1. 15　　→　　×
2. 20　　→　　○
3. 30　　→　　×
4. 45　　→　　×
5. 60　　→　　×

オームの法則より

全合成抵抗 R は

R = 33 Ω

R_1 = 20 Ω

R_2 = 40 Ω

よって

R_3 = 19 Ω

解答→ 2

Q085 変圧器の損失で誤っているのはどれか。

1. 銅損は負荷率の2乗に比例する。
2. 鉄損と銅損が等しいときに効率は最大となる。
3. 無負荷損は二次側を短絡したときの消費電力である。
4. 周波数が一定のとき、渦電流損は電圧の2乗に比例する。
5. 電圧が一定のとき、ヒステリシス損は周波数に反比例する。

1. 銅損は負荷率の2乗に比例する。　　　　　　　　　→　×　正しい
2. 鉄損と銅損が等しいときに効率は最大となる。　　→　×　正しい
3. 無負荷損は二次側を短絡したときの消費電力である。　→　○
　　　　　　　　無負荷損とは一次側にだけ電圧を加えた状態での損失である。
4. 周波数が一定のとき、渦電流損は電圧の2乗に比例する。　→　×　正しい
5. 電圧が一定のとき、ヒステリシス損は周波数に反比例する。　→　×　正しい

解答→ 3

Q086 図のオペアンプの回路の出力電圧 V_{out} はどれか。

1. $V_{in}\left(-\frac{R_f}{R_i}\right)$

2. $V_{in}\left(-\frac{R_i}{R_f}\right)$

3. $V_{in}\left(1+\frac{R_f}{R_i}\right)$

4. $V_{in}\left(1-\frac{R_f}{R_i}\right)$

5. $V_{in}\left(1+\frac{R_i}{R_f}\right)$

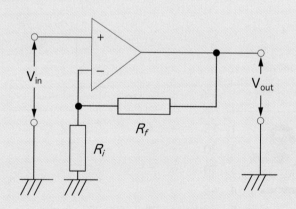

1. $V_{in}\left(-\dfrac{R_f}{R_i}\right)$ → ×

2. $V_{in}\left(-\dfrac{R_i}{R_f}\right)$ → ×

3. $V_{in}\left(1+\dfrac{R_f}{R_i}\right)$ → ○

4. $V_{in}\left(1-\dfrac{R_f}{R_i}\right)$ → ×

5. $V_{in}\left(1+\dfrac{R_i}{R_f}\right)$ → ×

非増幅回路のオペアンプである。　　　　　　　　　　　　　解答→ 3

Q087 100 V の直流電源をつなぐと 400 W 消費する抵抗線がある。この抵抗線を 200 V の直流電源に 8 時間つなぐときの消費電力 [kW・h] はどれか。

1. 0.16
2. 0.25
3. 3.2
4. 6.4
5. 12.8

1. 0.16　　→　×
2. 0.25　　→　×
3. 3.2　　→　×
4. 6.4　　→　×
5. 12.8　　→　○

電流 I は

$$I = \frac{P}{V} = \frac{400}{100} = 4\,A$$

抵抗 R は

$$R = \frac{V}{I} = \frac{100}{4} = 25\,\Omega$$

電力 P は

$$P = \frac{V^2}{R} = \frac{200^2}{25} = 1600\,W$$

8 時間の消費電力は

$$P_8 = 1600 \times 8 = 12.8 \times 1000\,Wh = 12.8\,[kW \cdot h]$$

解答→ 5

Q 088　1種類のキャリアのみを有する半導体の導電率が10^2S・m^{-1}、移動度が00.36 m^2V^{-1}・s^{-1}であるとき、キャリア濃度 [m^{-3}] に最も近いのはどれか。ただし、キャリアの電荷量を$1.6×10^{-19}$C とする。

1. $4.4×10^{16}$
2. $5.8×10^{19}$
3. $1.7×10^{21}$
4. $2.3×10^{21}$
5. $6.4×10^{23}$

---

1. $4.4×10^{16}$　→　×
2. $5.8×10^{19}$　→　×
3. $1.7×10^{21}$　→　○
4. $2.3×10^{21}$　→　×
5. $6.4×10^{23}$　→　×

電流 I は

$$I = q \cdot n \cdot v \cdot S \quad \cdots ①$$

ただし、S は導線の断面積 [m^2]、n は電子の m^3 中の粒子の数であるキャリア濃度 [m^{-3}]、v は電子の平均移動速度 [m/s]、q は電子の電荷である。

電界 E をかけたときの電子の平均移送度 v[m/s] は、電子移動度をμとすると

$$v = \mu E \quad \cdots ②$$

電界 E は、導線の長さ l [m]、電位の変化を V [V] とすると

$$E = \frac{V}{l}$$

$$V = E l \quad \cdots ③$$

オームの法則により

$$R = \frac{V}{I} = \frac{E l}{q \cdot n \cdot \mu \cdot E \cdot S} \quad \cdots ④$$

また、抵抗 R は抵抗率ρ、導線の長さ l [m]、導線の断面積 S [m^2] より

$$R = \rho \frac{l}{S} \quad \cdots ⑤$$

④＝⑤より

$$\frac{E l}{q \cdot n \cdot \mu \cdot E \cdot S} = \rho \frac{l}{S}$$

$$\rho = \frac{l}{q \cdot n \cdot \mu} \quad \cdots ⑥$$

誘電率σは抵抗率ρの逆数になるため

$$\sigma = \frac{1}{\rho} \quad \cdots ⑦$$

⑥⑦より

$$\sigma = qn\mu \quad \cdots ⑧$$

キャリア濃度 n は

$$n = \frac{\sigma}{qu} = \frac{10^2}{1.6 \times 10^{-19} \times 0.36} = 1.7 \times 10^{21} \ [m^{-3}]$$

解答→ 3

Q089 図の回路に L = 0.5 H のコイルと R = 100 Ω の抵抗が直列につながれ、電圧の実効値 Ve = 100 V、周波数 f = 50 Hz の正弦波交流電源がつながれているとき、抵抗の両端の電圧に最も近いのはどれか。

1. 35
2. 45
3. 55
4. 65
5. 75

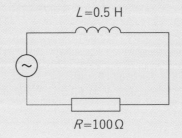

1. 35 → ×
2. 45 → ×
3. 55 → ○
4. 65 → ×
5. 75 → ×

$$X_L = \omega L = 2\pi f L = 2 \times 3.14 \times 50 \times 0.5 = 157 \ \Omega$$

交流の電流 I は

$$I = \frac{V}{\sqrt{R^2 + X_L{}^2}} = \frac{100}{\sqrt{100^2 + 157^2}} = \frac{100}{186} = 0.54$$

オームの法則より

$$I = R \cdot I = 100 \times 0.54 = 54 \quad [V]$$

解答→ 3

Q090 図のように極板面積 A の平行板キャパシタ（コンデンサ）極板距離のうち d_1 が比誘電率 ε_1、残りの d_2 が比誘電率 ε_2 の誘電体で満たされている。このキャパシタの電気容量（静電容量）C を表す式はどれか。ただし、電気定数（真空の誘電率）は ε_0 とする。

1. $\dfrac{\varepsilon_1 \varepsilon_2 \varepsilon_0 A}{d_1 + d_2}$

2. $\dfrac{d_1 + d_2}{\varepsilon_1 \varepsilon_2 \varepsilon_0 A}$

3. $\dfrac{\varepsilon_0 A}{\frac{\varepsilon_1}{d_1} + \frac{\varepsilon_2}{d_2}}$

4. $\dfrac{\varepsilon_0 A}{\frac{d_1}{\varepsilon_1} + \frac{d_2}{\varepsilon_2}}$

5. $\dfrac{\frac{\varepsilon_1}{d_1} + \frac{\varepsilon_2}{d_2}}{\varepsilon_0 A}$

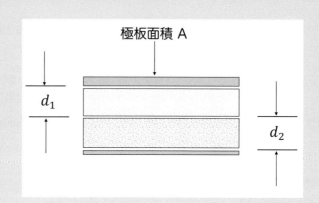

極板面積 A

1. $\dfrac{\varepsilon_1 \varepsilon_2 \varepsilon_0 A}{d_1 + d_2}$ → ×

2. $\dfrac{d_1 + d_2}{\varepsilon_1 \varepsilon_2 \varepsilon_0 A}$ → ×

3. $\dfrac{\varepsilon_0 A}{\frac{\varepsilon_1}{d_1} + \frac{\varepsilon_2}{d_2}}$ → ×

4. $\dfrac{\varepsilon_0 A}{\frac{d_1}{\varepsilon_1} + \frac{d_2}{\varepsilon_2}}$ → ○

5. $\dfrac{\frac{\varepsilon_1}{d_1} + \frac{\varepsilon_2}{d_2}}{\varepsilon_0 A}$ → ×

真空中の誘電率 ε は
$$\varepsilon_a = \varepsilon_1 \cdot \varepsilon_0$$
$$\varepsilon_b = \varepsilon_2 \cdot \varepsilon_0$$

静電容量 C は
$$C = \varepsilon \frac{A}{d}$$

したがって
$$C_1 = \varepsilon_a \frac{A}{d_1} = \varepsilon_1 \cdot \varepsilon_0 \cdot \frac{A}{d_1}$$

$$C_2 = \varepsilon_b \frac{A}{d_2} = \varepsilon_2 \cdot \varepsilon_0 \cdot \frac{A}{d_2}$$

ゆえに、$\dfrac{1}{C} = \dfrac{1}{C_1} + \dfrac{1}{C_2}$ より

$$C = \dfrac{\varepsilon_0 A}{\dfrac{d_1}{\varepsilon_1} + \dfrac{d_2}{\varepsilon_2}}$$

解答→ 4

Q091 正弦波交流回路の電圧波形 v と電流波形 i を図に示す。消費電力 に最も近いのはどれか。

1. 38
2. 65
3. 75
4. 130
5. 150

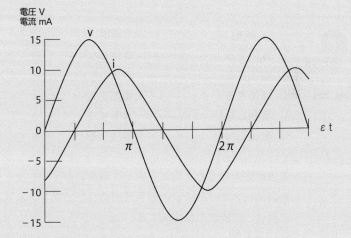

1. 38 → ○
2. 65 → ×
3. 75 → ×
4. 130 → ×
5. 150 → ×

消費電力 P [W] は実効値電圧 V [V]、実効値電 I [A] とすると

$P[W] = VI\cos\theta$

グラフより、$V_m = 15[V]$ 、$I_m = 10[A]$

$V = \dfrac{V_m}{\sqrt{2}} = \dfrac{15}{\sqrt{2}}$

$I = \dfrac{I_m}{\sqrt{2}} = \dfrac{10}{\sqrt{2}}$

よって

$P[W] = \dfrac{15}{\sqrt{2}} \times \dfrac{10}{\sqrt{2}} \cos\dfrac{\pi}{3} = 37.5$

解答→ 1

Q092 変圧器の電圧と負荷電流が一定のとき、周波数が高くなった場合の鉄損の変化と銅損の変化との組み合わせで正しいのはどれか。

　　　　　鉄損　　　　　　　銅損
1. 減少する　　——　　変化しない
2. 増加する　　——　　変化しない
3. 増加する　　——　　増加する
4. 変化しない　——　　減少する
5. 変化しない　——　　増加する

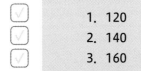

　　　　　鉄損　　　　　　　銅損
1. 減少する　　——　　変化しない　　→　○
2. 増加する　　——　　変化しない　　→　×
3. 増加する　　——　　増加する　　　→　×
4. 変化しない　——　　減少する　　　→　×
5. 変化しない　——　　増加する　　　→　×

銅損は負荷電流の2乗に比例し、周波数が変化しても変化しない。
鉄損はヒステリシス損と渦電流損の合計であり、ヒステリシス損は一次電圧の2乗に比例し、周波数に反比例する。

解答→1

Q093 最大目盛10 V、内部抵抗20 kΩの電圧計で最大100 Vまで測定するために必要な倍率器の抵抗［kΩ］はどれか。

1. 120
2. 140
3. 160
4. 180
5. 200

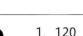

1. 120　　→　×
2. 140　　→　×
3. 160　　→　×
4. 180　　→　○
5. 200　　→　×

$$R_1 : R_2 = V_1 : V_2$$
$$R_1 : R_2 = V_1 : V_2$$
$$20 : R_2 = 10 : 90$$
$$R_2 = \frac{20 \times 10^3 \times 90}{10} = 180 \times 10^3 \, [\Omega] = 180 \, [k\Omega]$$

解答→ 4

Q094 下記のオペアンプ回路で、入力電圧 V_1 = 5 V、V_2 = 3 V、抵抗 R_1 = 2 Ω、R_2 = 3 Ω、R_3 = 6 Ωとしたとき、出力電圧 V_0 [V] はどれか。

1. −21
2. −19
3. 13
4. 19
5. 21

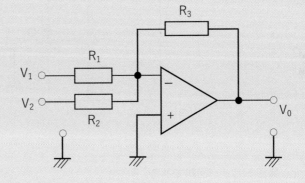

1. −21 → ○
2. −19 → ×
3. 13 → ×
4. 19 → ×
5. 21 → ×

出力電圧 V_0 [V] は

$$V_0 = -R_3\left(\frac{V_1}{R_1} + \frac{V_2}{R_2}\right) = -6\left(\frac{5}{2} + \frac{3}{3}\right) = -21 \, [V]$$

解答→ 1

Q 095　直流チョッパ回路の基本構成図で正しいのはどれか。ただし、スイッチング素子 S の
オン時の動作時間を t_1、オフ時の動作時間を t_2 とする。

☑　1.　昇圧チョッパ回路である。

☑　2.　V_0 は E と極性が反対になる。

☑　3.　$t_2 = 3t_1$ のとき V_0 の平均値は E/3 となる。

　　4.　V_0 の平均値は S のスイッチング周期に関係しない。

　　5.　D は S がオフのときに R に電流を流す働きをする。

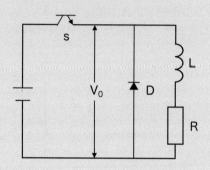

　1.　昇圧チョッパ回路である。　　　　　　　→　×　降圧チョッパ回路である

　2.　V_0 は E と極性が反対になる。　　　　　→　×　極性が反転しない

　3.　$t_2 = 3t_1$ のとき V_0 の平均値は E/3 となる。　→　×　平均値は E/4 となる

　4.　V_0 の平均値は S のスイッチング周期に関係しない。

　　　　　　　　　　　　　　　　　　　→　×　スイッチング周期に関係する

　5.　D は S がオフのときに R に電流を流す働きをする。　→　○

解答→ 5

Q 096 図 A の回路の電源に図 B の電圧波形を加えたとき、抵抗 R_1 を流れる i (t) の波形に最も近いのはどれか。

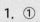

1. ①
2. ②
3. ③
4. ④
5. ⑤

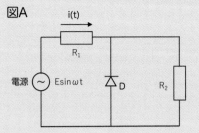

図A

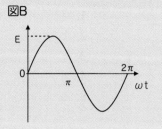

図B

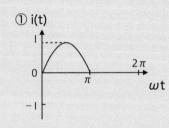

① i(t)

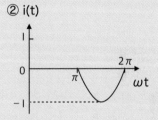

② i(t)

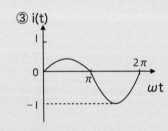

③ i(t)

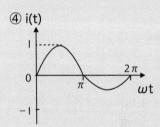

④ i(t)

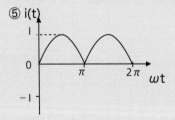

⑤ i(t)

1. ① → ×
2. ② → ×
3. ③ → ○
4. ④ → ×
5. ⑤ → ×

電流波形は電圧波形がプラスのとき、縦に小さな波形になる。

解答→ 3

Q097 図の回路で、二次側抵抗でジュール熱が最も低いのはどれか。ただし、一次電圧、巻線比および抵抗値はすべて同一とする。

1. a
2. b
3. c
4. d
5. e

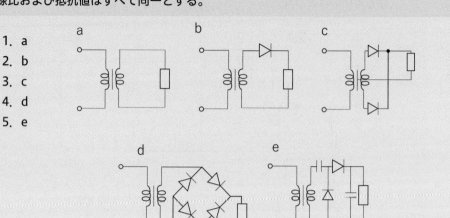

1. a　　→　×
2. b　　→　×
3. c　　→　○
4. d　　→　×
5. e　　→　×

ジュール熱は

$$Q = IVt = I^2Rt = \frac{V^2}{R}t \ [J]$$

a は二次側抵抗にかかる電圧は二次電圧と同じになるため、ジュール熱は次式になる。

$$Q = b\frac{V^2}{R}t$$

b は半波整流回路である。二次側が＋の時だけ電流が流れ、－の時は電流が流れないのでジュール熱は次式になる。

$$Q = \frac{V^2}{2R}t$$

c は全波整流回路である。変圧器半分で接続され、二次側抵抗の電圧は二次側電圧の半分になる。

$$Q = \frac{V^2}{4R}t$$

d は全波整流ブリッジ回路である。ジュール熱は次式になる。

$$Q = \frac{V^2}{R}t$$

e はコッククロフト・ワルトン回路であり、ジュール熱は次式になる。

$$Q = \frac{4V^2}{R}t$$

最も低いのは c である。

解答→ 3

Q098

ある抵抗中に 1 KW・h の電力量を消費したときに発生する熱量 [kcal] はどれか。ただし、1 kcal = 1,000 cal とする。

1. 560
2. 660
3. 760
4. 860
5. 960

1. 560 → ×
2. 660 → ×
3. 760 → ×
4. 860 → ○
5. 960 → ×

発生熱量 H は

$$H = \frac{R I^2 t}{4.18605}$$

よって

$$H = \frac{3.6 \times 10^6}{4.18605} = 0.86 \times 10^6 \, [cal] = 860 [kcal]$$

解答→ 4

Q099

抵抗率 2.66×10⁻⁸ Ω・m のアルミ線がある。その面積が 2 mm²、長さ 500 m の抵抗 [Ω] はどれか。

1. 4.65
2. 5.65
3. 6.65
4. 7.65
5. 8.65

1. 4.65 → ×
2. 5.65 → ×
3. 6.65 → ○
4. 7.65 → ×
5. 8.65 → ×

$$R = \rho \cdot \frac{l}{S} \quad より$$

$$R = 2.66 \times 10^{-8}\,[\Omega \cdot m] \times \frac{500\,m}{2 \times 10^{-6}\,m^2} = 6.65\,[\Omega]$$

解答→ 3

Q100 半導体で誤っているのはどれか。

1. 半導体には光電効果がある。
2. キャリアは電子や正孔のことである。
3. 真性半導体は不純物の全くない半導体である。
4. n 形半導体は電子の抜けた後の正孔が電流の主役になる。
5. 不純物半導体は真性半導体に微量の不純物を混ぜ合わせたものである。

1. 半導体には光電効果がある。　　　　　　　　　　　　→ 　×　正しい
2. キャリアは電子や正孔のことである。　　　　　　　　→ 　×　正しい
3. 真性半導体は不純物の全くない半導体である。　　　　→ 　×　正しい
4. n 形半導体は電子の抜けた後の正孔が電流の主役になる。　→ 　○　p 形半導体
5. 不純物半導体は真性半導体に微量の不純物を混ぜ合わせたものである。
　　　　　　　　　　　　　　　　　　　　　　　　　　→ 　×　正しい

解答→ 4

診療放射線技師国家試験出題基準に基づく 国家試験対策シリーズ8

診療放射線技師学生のための

なんで なんで? どうして?
－医用工学－

価格はカバーに
表示してあります

2023 年 12 月 25 日　第一版 第 1 刷 発行

著　者　　熊谷　孝三 ©
　　　　　（くまがい　こうぞう）
発行人　　古屋敷　桂子
発行所　　株式会社 医療科学社
　　　　　〒 113-0033　東京都文京区本郷 3 － 11 － 9
　　　　　TEL 03（3818）9821　　FAX 03（3818）9371
　　　　　ホームページ　http://www.iryokagaku.co.jp
　　　　　郵便振替　00170-7-656570

ISBN978-4-86003-147-3　　　　　　（乱丁・落丁はお取り替えいたします）